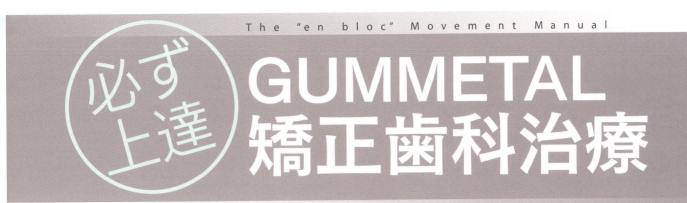

The "en bloc" Movement Manual

必ず上達 GUMMETAL 矯正歯科治療

長谷川 信 著

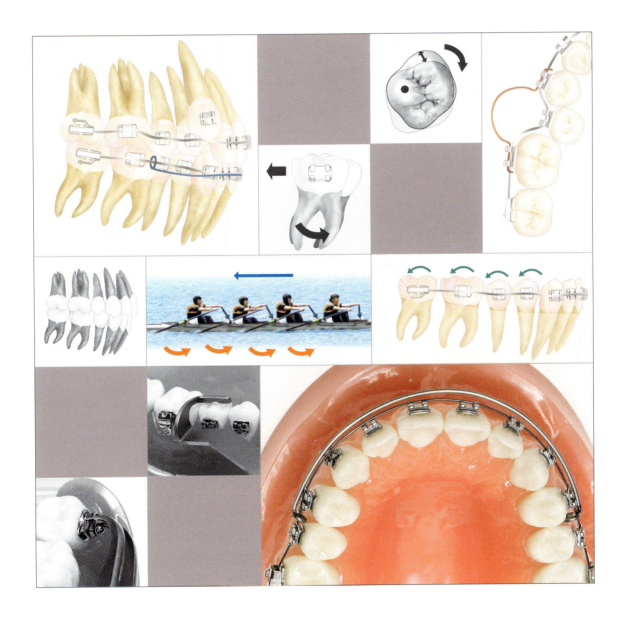

クインテッセンス出版株式会社　2015

Tokyo, Berlin, Chicago, London, Paris, Barcelona, Istanbul, Milano, São Paulo, Moscow, Prague, Warsaw, Delhi, Bucharest, and Singapore

はじめに

　私がGUMMETALという名のチタン合金を知り、ひょっとしたら新しい歯列矯正用ワイヤーになるかも、というそこはかとない希望を抱いて愛知県の豊田中央研究所金属材料研究室を訪れたのは2004年10月でした。そこでまったく歯科医療とは縁のない同研究所の研究者のかたがたに向けて、「矯正歯科治療とは何か」を説き起こすことから始まったプロジェクトは、6年間の紆余曲折を経て、「GUMMETALワイヤー」(ロッキーマウンテンモリタ)の製品化に至りました。この「屈曲しやすく高強度」という新しい特性を発揮するGUMMETALワイヤーは、これまでにない歯の移動様式(歯の一括移動、"en bloc" movement)を可能にして、矯正歯科に新たな展望をもたらすものと確信しています。

　この製品の開発以来、国内外を問わず各地で開催した講演やコースを通じ、2,000名以上の先生がたに向けてGUMMETALワイヤーならではの治療コンセプトを提案して来ました。そしてこのたび、実際の治療手順を具体的かつビジュアルに説明する本、いうなればまったく新しい歯列矯正用ワイヤーの、ちょっと詳しい"トリセツ(取扱説明書)"ともいうべき本を上梓する運びになりました。どうぞ、新しく購入した製品についてきたトリセツを読むようなワクワクした気分でこのイラストと写真満載の本をご覧になり、またのちに実戦に臨んで迷ったとき、いつでも手に取って参考にしていただきたいと思います。

　GUMMETALワイヤーを使った歯の一括移動法は、力系、ベンディング、治療ステップのどれをとっても従来法に比べておそろしくシンプルで、容易に実行できるように見えます。実際に単純であることには違いないのですが、何ごともシンプルなものほど正確さと反復練習が要求され、必ずしも「容易」と言い切れるものではありません。本書もタイトルどおり「必ず上達」はお約束しますが、残念ながらただ読むだけではおぼつきません。本書の豊富なイラストと写真を横にして、ブラケットポジショニング、ワイヤーベンディングの習熟は言うに及ばず、一例でも多くの症例をこなしてこの新しいコンセプトを実行に移していただけたらと思います。そうすれば、機能的咬合の1年以内の獲得は必ず実現します。生まれて間もない材料「GUMMETALワイヤー」ですが、次世代の手法として、特に若い読者にぜひ興味をもっていただきたいと思っています。

長谷川 信

CONTENTS

CHAPTER 1
GUMMETAL ワイヤーとは何か

1 GUMMETAL の金属学的特長
- 「屈曲しやすく、高強度」の相反する特長を併せもつ ……… 8

2 GUMMETAL が矯正歯科治療にもたらすメリット
- メリット❶：歯の一括移動（"en bloc" movement）ができる ……… 11
- メリット❷：咬合平面の積極的変更に基づく顎位の改善が見込める ……… 13
- メリット❸：ディスクレパンシーの解消が容易になる ……… 13
- メリット❹：第一小臼歯抜去症例が少なくなる ……… 16

CHAPTER 2
歯の一括移動に必要なテクニック

1 ブラケットポジショニング
- 治療結果にもっとも影響を及ぼすファクター ……… 20
- 辺縁隆線に合わせたブラケットポジショニング ……… 22
- 歯の咬耗 ……… 23

2 バーティカルコントロール
- 成長期の矯正歯科治療における GUMMETAL ワイヤーの活用法 ……… 24
- GUMMETAL ユーティリティーアーチの装着・ベンディングの基本形 ……… 25
- ユーティリティアーチ屈曲箇所の角度調節例 ……… 26
- GUMMETAL ユーティリティーアーチの使い方〈Angle II 級 2類〉 ……… 26
- GUMMETAL ユーティリティーアーチの使い方〈Angle III 級 反対咬合〉 ……… 28
- GUMMETAL ユーティリティーアーチの使い方〈Angle II 級 1類〉 ……… 30
- GUMMETAL ユーティリティーアーチの使い方〈下顎側方偏位〉 ……… 32

3 メインアーチワイヤーの屈曲法
- Type1 メインアーチワイヤーのベンディング ……… 35
- Type2 メインアーチワイヤーのベンディング ……… 37
- オーバーレイアーチのベンディング ……… 39

The "en bloc" Movement Manual

CHAPTER 3

GUMMETAL ワイヤーの実技

1 Angle Ⅰ級 ［叢生、上下顎前突］
- 治療手順1：第一小臼歯非抜歯症例 44
- 治療手順2：第一小臼歯抜去を要する症例 46
- 実際の適用例 48

2 開咬
- 開咬の成りたち 53
- 治療手順 55
- 実際の適用例 57

3 Angle Ⅱ級 1類
- 治療手順 62
- 実際の適用例1 65
- 実際の適用例2 70

4 Angle Ⅱ級 2類
- 治療手順 76
- 実際の適用例 78

5 Angle Ⅲ級
- 治療手順 83
- 実際の適用例 85

6 下顎側方偏位
- 下顎側方偏位の成りたち 90
- 治療手順（左方偏位の場合） 91
- 実際の適用例 93

7 部分矯正
- 部分矯正の例1：第一大臼歯、第二大臼歯の可及的な歯体移動 98
- 部分矯正の例2：下顎第二大臼歯萌出障害への応用 99
- 部分矯正の例3：オープニングセクショナルワイヤーによる完全舌側転位の解消 100

索引 102

CHAPTER 1

GUMMETALワイヤーとは何か

1 GUMMETALの金属学的特長

2 GUMMETALが矯正歯科治療にもたらすメリット

1. GUMMETALの金属学的特長

GUMMETALは、豊田中央研究所（愛知県）で開発された新しいβチタン合金です。変形させても元に戻ろうとする性質を他の金属よりも強くもつことから、ゴムのような不思議な合金「GUMMETAL」と名づけられました。眼鏡、ゴルフクラブ・ラケット等のスポーツ用品、ねじ等に活用されているこのGUMMETALが、矯正歯科領域においてどんな能力を発揮するのか、どう活用されるのかを見ていきましょう。

「屈曲しやすく、高強度」の相反する特長を併せもつ

術者の望む三次元コントロールが自在に

矯正歯科治療で用いるワイヤーは、**表1**に挙げられるような特性が理想的です。こうした理想に対して、GUMMETALワイヤーは何をもたらしてくれるでしょうか。

GUMMETALワイヤーの特性（**図1**）をひと言で説明すると、ニッケルチタン（NiTi）よりもしなやかでステンレスワイヤーよりも屈曲しやすい、ということです。すなわち剛性（曲げ・ねじりなどの外からの力に対し歪まない性質）を表すヤング率がNiTiの半分以下（40GPa）ときわめて柔軟であると同時に、弾性変形能（外からの力によって変形した固体が、その力が除かれたときに元の形に戻ろうとする性質）がステンレスの10倍（2.5%）もあるにもかかわらず、ほぼ無限の塑性変形能（可塑性ともいう。固体が完全な弾性を保つ最高限の応力［弾性限度］を超えた大きい外からの力を受けて変形するとき、力を除いてもその変形が元に戻らないで残る性質）をもつため、容易に繰り返し屈曲することができます。これは、動的治療初期におけるNiTiワイヤーを使ったレベリング過程を除き、早期から必要に応じてベンディングを加えたフルサイズ角ワイヤーを装着し、術者の望む自在な三次元的コントロールが適用できることを意味します。

従来、剛性の高いステンレス線を使用していたために、過度な力を避けるには順次ワイヤーサイズを上げていく「ワイヤーシーケンス」を考慮しなければなりませんでした。しかしGUMMETALワイヤーの特性を活用すれば、簡単なレベリングを経てただちに45°のアクティブトルクと60°のティップバックベンドを曲げ込んだフルサイズ角ワイヤーを挿入するということも可能なのです。

治療による合併症を防ぐ

これまでフルサイズワイヤーの使用で危惧されてきた歯根吸収は、エックス線写真での所見で見る限り、筆者は一例も確認していません。すなわち、比較的困難とされてきたトルクコントロールを含む歯軸のアップライティング（整直）は、GUMMETALワイヤーの使用によって安全かつ容易に実行できるのです。

表1　矯正歯科治療用ワイヤーの理想的な特性

1. **低剛性**：しなやかなこと（低ヤング率）
2. **高強度**：引っ張り強さ、疲労破断しない
3. **高耐蝕性**：口腔内環境に耐える
4. **易成型性**：容易にベンディングできる
5. **スプリングバックが強い**：復元性が高い
6. **為害性がない**：重金属を含まない
7. **低フリクション**：効率的な歯の移動
8. **審美性が良い**：歯冠の色に調和

1. **高弾性限**：弾性限度2.5％以上で、一般的金属の10倍以上
2. **高強度**：引張強度※が1,000MPa以上で歯科用金属の中で最も強い
3. **易成型性**：99.9％以上の超塑性で容易にベンディングできる
4. **加工硬化**：なし、口腔内で破折しにくい
5. **安全性**：重金属を含まないバイオマテリアル（Ti-36Nb-2Ta-3Zr-0.3O）
6. **ヒステリシスがない**：矯正力を自在にコントロールできる
7. **非線形弾性挙動**：ひずみ量※※が増えると軟らかくなる唯一の金属

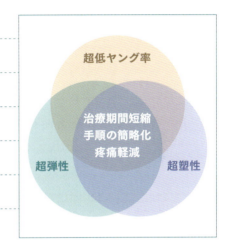

→ **Ni-Tiよりしなやかでステンレスより曲げやすい。過大な力の抑制、疼痛軽減、活性化量の最大限化が可能に**

図1　GUMMETALの金属学的特長

※　引張強度：固体が一定方向に引っ張られたときに断裂せずに耐える限界の強度（MPa）。
※※ひずみ量：固体に外からの力を加えたときの元の形に対する変形量。

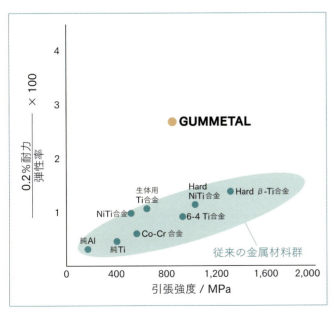

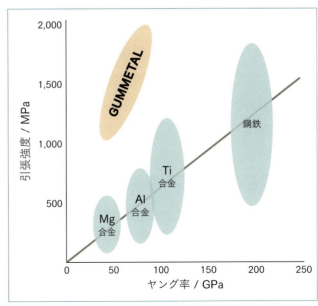

図2　GUMMETALの弾性
従来の金属材料群と比較して極めてしなやかな特性を示す。

図3　GUMMETALの強度
超低ヤング率にもかかわらず高強度を示す。

資料提供：豊田中央研究所（図2, 3、参考資料1より引用改変）

CHAPTER 1　GUMMETALとは何か

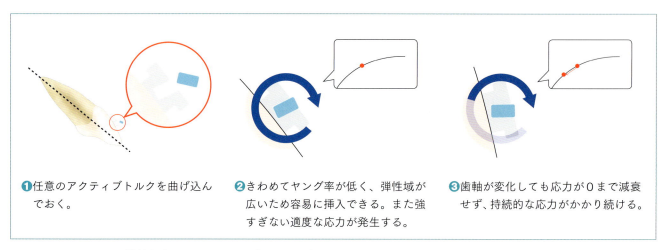

図4　GUMMETALの特性を生かしたアクティブトルクの適用

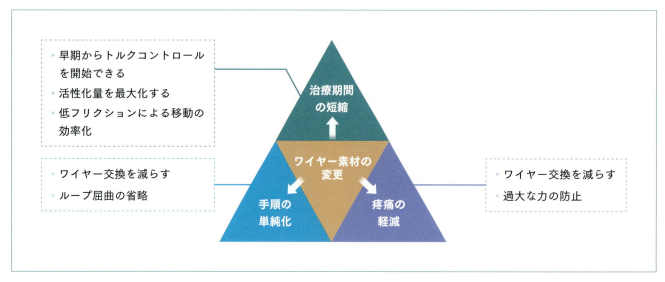

図5　ワイヤー素材の変更で広がる可能性

参考文献
1. 長谷川信．GUMMETALによる歯の一括移動―その概念と臨床―．大阪：東京臨床出版，2012．

2. GUMMETALが矯正歯科治療にもたらすメリット

GUMMETALワイヤーのもつ超弾性と超塑性、さらに超低ヤング率といった金属としてのすぐれた特性は、矯正歯科治療に何をもたらしてくれるのでしょうか。

メリット❶：歯の一括移動("en bloc" movement)ができる

矯正歯科治療の煩雑なステップを解消

「歯の一括移動("en bloc" movement)」をひと言でいうと、「GUMMETALワイヤーによる多数歯の同時アップライティング(整直)」ということになります。

従来の伝統的な矯正歯科治療の術式は、「レベリング」「抜歯空隙の閉鎖(犬歯遠心移動)」「機能的咬合の完成」といったステップ分けと、そのステップごとに必要に応じたワイヤーの交換が行わなければなりませんでした。一般的なワイヤーシーケンスでは平均6〜7本のワイヤーが使用され、またサイズアップにともなう疼痛があり、かつステンレス角ワイヤーから生じる強大な力がしばしば歯根吸収を引き起こしてきたのは、読者の皆さんもご承知のとおりです。しかし、すぐれた金属性能をもつGUMMETALワイヤーを使えば、これらの問題を起こすことのない「歯の一括移動("en bloc" movement)」が可能になります(**表2**)。

GUMMETALワイヤーを用いた「歯の一括移動("en bloc" movement)」は、個々の歯ではなく側方歯群全体あるいは前歯部も含む歯列全体をアップライティング(**図6**)することで、バーティカルコントロールを含む咬合平面の変更と、それにともなう顎位の改善などのすべてを包括した移動をもたらします。その過程で、歯に力をかけるブラケットの位置(力点)と歯根に位置する抵抗中心が離れていることを利用して、ブラケットにかかる遠心方向のモーメントが歯冠を遠心移動させる移動様式

表2　歯の一括移動("en bloc" movement)の特長

1. アップライティングによるディスクレパンシー解消 ➡ **小臼歯抜去例数の大幅減少**
2. アップライティングによって直立し、かつ平行な歯軸を得ることができる ➡ **長期安定をもたらす**
3. 咬合平面の変更による顎位の改善 ➡ **下顎位そのものの改善が可能**
4. 治療期間の短縮 ➡ **歯の一斉移動および小臼歯抜去を減らすことで、治療期間を半分以下にできる**

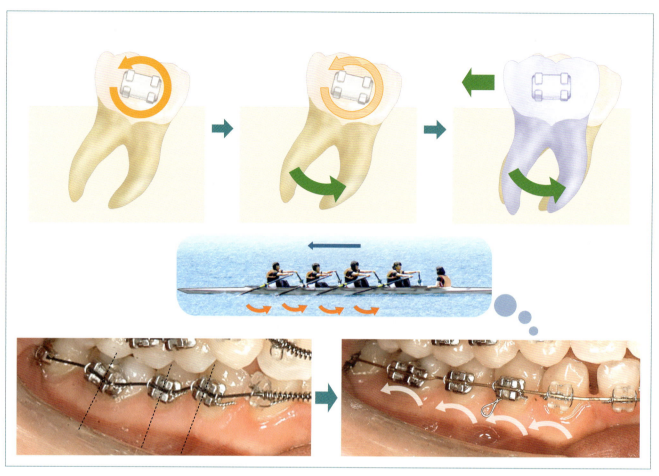

図6 アップライティングと歯の一括移動("en bloc" movement)のイメージ

近心傾斜した歯に押す力や引っ張る力をはたらかせるのではなく、歯冠にひねる力をはたらかせ、歯を直立させることによって遠心移動させる。この方法によって歯列全体の一括アップライティングが可能となる。近心傾斜した歯軸をアップライティングすると、ちょうどボートを漕ぐように歯冠は遠心移動する(ボート漕ぎ効果)。また、多数歯を同時にアップライティングするほうがより効率的に歯列全体を遠心移動することができる。

表3 GUMMETAL ワイヤーによる歯の一括移動("en bloc"movement)術式のステップ

	内容	目的	方法
Step1	臼歯部のレベリング	• GUMMETAL 角ワイヤーを挿入する準備	φ.016インチ NiTi ラウンドワイヤー。必要に応じオーバーレイアーチやオープンコイル等を付加する(レベリング操作に GUMMETAL ワイヤーは不適)
Step2	歯の一括移動 "en bloc" movement	• 歯列のアップライティング • 咬合平面および顎位の変更 • 前歯部レベリングと整直	.018×.022インチ GUMMETAL ワイヤーによる歯列全体のバーティカルコントロール
Step3	フィニッシング	• 機能的咬合の完成(咬頭嵌合、オーバーコレクション)	Step 2 で加えた歯の一括移動 "en bloc" movement のための屈曲をリデュース(曲げ戻し)しながら、各個人に合わせた形態を付与する

「ボート漕ぎ効果」という現象が起こります（**図6**）。スプリングで押したりゴムで引くのではなく、ブラケットに付加するモーメントが歯を自ら遠心移動させるこの現象は、実質的にアンカレッジが不要であることともあいまって、本法における主要な移動様式になっています。これはアップライティングの本質であり、ディスクレパンシー解消、歯軸の整直とパラレライズ（平行性の獲得）、術後の長期安定など、本法のもつすべてのアドバンテージの核です。

こうした「多数歯の同時アップライティング」を行うことによって、矯正歯科治療における各ステップのかなりの部分が融合され、術式が一気に単純化されるのみならず、個々の歯ではなく歯列全体を三次元的にコントロールして咬合平面も変更することで、顎位の改善に踏み込むことが可能になります（**表3**）。GUMMETALワイヤーを用いた矯正歯科治療を効率的なものとするには、このコンセプトの理解が非常に重要となります。

メリット❷：咬合平面の積極的変更に基づく顎位の改善が見込める

成人症例でも術後の長期安定が期待できる

GUMMETALワイヤーを用いると、これまで比較的困難とされてきた大臼歯の圧下などを含む、垂直的な歯の移動を容易に行うことができます。なぜなら、軟らかい金属特性によって三次元コントロールが正確かつ自在にでき、歯に負担のないトルクコントロールが可能になるからです。こうした手法を術者が手に入れることで、咬合平面の積極的変更に基づく顎位の改善を治療方針のひとつとして、術式に加えることができます。

たとえば、AngleⅡ級1類の治療に際して下顎の前方位を誘導することは、デュアルバイト（二態咬合）を作ってしまうとして厳に戒められてきましたが、GUMMETALワイヤーによって正確にコントロールされた咬合平面の変更によって、成長期の患者のみならず、成人症例でも術後の長期安定を期待することが十分可能です。

メリット❸：ディスクレパンシーの解消が容易になる

さまざまな歯列状態を効率的で安全に治療

現代に生きる人間の歯列には、多かれ少なかれディスクレパンシーがつきものです。「ディスクレパンシー」というと「叢生」が真っ先にイメージされるかもしれませんが、実は水平的な歯列の凹凸を指す叢生はディスクレパンシーの氷山の一角にすぎません。それよりも垂直的に表出するディスクレパンシーが、たとえば第三大臼歯の埋伏、その萌出圧による大臼歯の過萌出に起因する顎偏位、顎関節症、開咬などのさまざまな歯科疾患の淵源をなしていることを忘れてはなりません。

GUMMETALワイヤーによる歯の一括移動は、こうしたさまざまな種類のディスクレパンシーを、その加工のしやすさから可能となる、効率的で安全な方法によって解消することができます（次ページ**図7**）。

たとえば第三大臼歯抜去を前提とした歯列の一括アップライティングは、側方歯群を遠心移動し、前歯のアライメントやリトラクションに必要とするスペースをつくり出します。これらの手法では、舌側傾斜した側方歯群を立て直すGUMMETALオーバーレイアーチ等との併用によって、従来の小臼歯抜去に比べはるかに容易かつ安全な治療を実現することができます。

CHAPTER 1　GUMMETALとは何か

GUMMETAL ワイヤーを用いて行えること

歯列の遠心へのアップライティング（第三大臼歯抜去を前提とする）

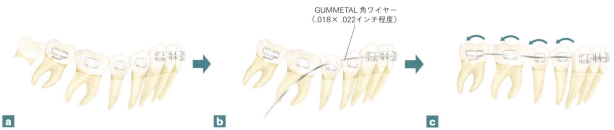

GUMMETAL 角ワイヤー（.018×.022インチ程度）

a アップライティングに先立って第三大臼歯を抜去し、ディスクレパンシーを解消すると同時に歯列後方にスペースを作る。

b 側方歯群全体を一括でアップライティングする。図は Type 1 ベンディング（ティップバックベンド＋アクティブトルク＋トーイン）。

c アップライティングにともなって歯冠は遠心移動すると同時に、歯間離開することが多い。

- 歯の一括移動（"en bloc" movement）では、歯列全体を一括アップライティングするため、後方のスペースを必要とする。現代人のディスクレパンシーから考えても、第三大臼歯抜去は定式であるとみなしてよい。

近心回転した歯を遠心回転させる

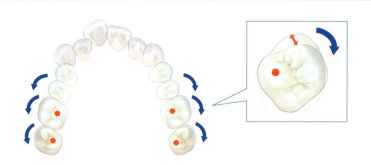

- 近心傾斜した歯は、たいてい近心回転をともなっており、遠心に回転させることでスペースを作ることができる。
その際の回転中心は舌側根であり、臨床的には近心舌側咬頭を目安にスペースゲインの量を推定することができる（**右図**）。

歯列の側方へのアップライティング（Mulligan のオーバーレイアーチによる側方拡大）

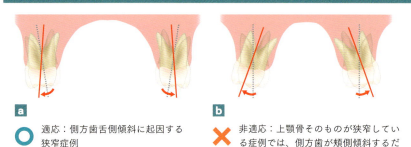

a ○ 適応：側方歯舌側傾斜に起因する狭窄症例

b × 非適応：上顎骨そのものが狭窄している症例では、側方歯が頬側傾斜するだけとなるため適用しない。

c Mulligan のオーバーレイアーチ（および GUMMETAL 舌側拡大装置）の適用例。側方歯群の舌側傾斜が強く、歯列弓幅径（青矢印）と歯槽基底幅径（赤矢印）の差が大きい。

d 急速拡大装置適用例。上顎骨そのものの幅が狭く、歯列弓幅径（青矢印）と歯槽基底幅径（赤矢印）の差が小さい。

- Mulligan のオーバーレイアーチによる側方拡大とは、舌側傾斜した側方歯を頬側にアップライティングするものである。GUMMETAL ワイヤーは非常にしなやかであるため、Mulligan のオーバーレイアーチとして用いた場合、ほぼ直線までアクティベートできる。そのため、レベリング時の前歯部のフレアーアウトが強力に抑制されるだけでなく、若干のリトラクションも期待できるなど、使い勝手の良い装置である（**a、c**）。
- 上顎骨自体が狭窄している症例には、急速拡大装置の適用を考慮する（**b、d**）。

図7　ディスクレパンシーの解消方法

GUMMETAL 舌側拡大装置

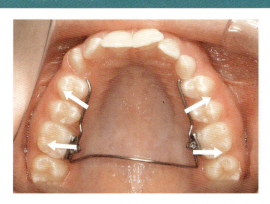

- 両側大臼歯部の舌面に装着したアタッチメントを介して使用する、GUMMETAL ワイヤーを用いた拡大装置は、従来のクワドヘリックス装置に比べてはるかにシンプルである。主として第一大臼歯・前歯萌出完了期（IIIA）、または側方歯群交換期（IIIB）の症例に使用する。なお、マルチブラケットが装着されている症例には、Mulligan のオーバーレイアーチで十分対応できる。

第三大臼歯抜去だけではスペースが不足する場合

上顎両側第二大臼歯、下顎両側第三大臼歯の抜去

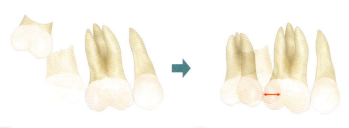

- 上顎前歯部の前突や叢生の程度が比較的強く、積極的な第一大臼歯の遠心移動を要する場合には、上顎両側第二大臼歯抜去が効果的である。

a 上顎前歯部の前突や叢生の程度が比較的強く、積極的な第一大臼歯の遠心移動を要する場合など、条件に応じて上顎両側第二大臼歯を抜去することができる。

b 抜歯空隙の1/4程度まで、第一大臼歯を遠心移動できる。また上顎第三大臼歯は十分な余裕をもって萌出してくるため、移動させる必要はほぼない。

上下顎両側第一小臼歯・第三大臼歯の抜去［8本抜去］

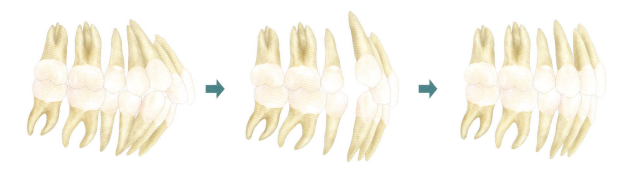

- 著しいディスクレパンシーのみならず、スペースゲインの余地が少ない症例では第三大臼歯の抜去に加えて上下顎両側第一小臼歯を抜去し、歯列の中間部にスペースを作る。ただし筆者の場合、患者に8本抜去を要する頻度は10％以下である。

メリット❹：第一小臼歯抜去症例が少なくなる

患者満足度に大きくプラス

現代において、32本すべての歯で機能的咬合を営むことはむしろ例外的であり、まして矯正歯科治療を受ける患者では、「真の非抜歯」症例は極めてまれです。

筆者は大部分の症例において、動的治療開始に先立ち第三大臼歯を抜去し、ディスクレパンシーを解消すると同時に歯列後方にスペースを創出します。GUMMETALワイヤーを用いた歯の一括移動では、小臼歯抜去に頼りがちであったディスクレパンシー解消に代わり、臼歯部全体のアップライティングに基づく遠心移動という手法を使うことで、小臼歯抜去率を大幅に減らすことができます。

治療期間長期化の多くは、小臼歯抜去によって生じた余剰スペース（ポジティブディスクレパンシー）の閉鎖操作と、それによってしばしば生ずる正中偏位やオーバーバイトの増加等の不具合処理に費やされる時間に原因があるのではないでしょうか。歯列の遠心方向のアップライティングのみならず、遠心へのローテーション（回転）、あるいは舌側傾斜した臼歯部歯列の側方アップライティングなど、総計すれば思いのほか大きなスペースゲインを獲得できます。それらに加え、術後の咬合安定にとって最重要な歯軸の整直とパラレライズが同時に達成できます。

GUMMETALワイヤーと歯の一括移動（"en bloc" movement）の技法を用いることによって、治療期間の短縮とそれにともなうコスト低減、さらに患者にとって望むはずのない抜歯を最小限に抑えることができるというメリットがあります。その実現のために、次章で歯の一括移動の技法を習得していきましょう。

CHAPTER 2

歯の一括移動に必要なテクニック

1 ブラケットポジショニング

2 バーティカルコントロール

3 メインアーチワイヤーの屈曲法

簡便な資料の分析方法

セファロ分析（スケルタルパターンの評価）

　セファロ分析の主な目的は、顎骨の歪みやバランスを診査することです。現在多様な分析法が提唱されており、多くはフランクフルト平面等の基準平面を設定して顎顔面のさまざまな部位を計測し、平均値との差を指標に判断してきました。ただ、これらの方法は客観性にすぐれているものの、基準平面そのものの個体変異による誤差も大きく、各部位間のバランスを判断する点において必ずしも確実ではありませんでした。

　そこで本項では、矯正診断学発展の過程で煩雑化してしまった計測項目を最も根本的な顎顔面の水平的分類（Ⅰ、Ⅱ、Ⅲ級）と垂直的分類（ドリコ、メジオ、ブレーキー型）に特化した、シンプルで個々の骨格パターンを直感的に理解できる分析法を紹介します。これは菅原[1]、曽矢ら[2]が日本人成人のセファロ資料から作成した平均頭蓋顔面図形（craniofacial drawing standards：CDS）と、門松ら[3]が同じコンセプトで成長期の日本人の経年的セファロ資料から作成したCDSを用いた分析用プログラムです。本法では、各計測ポイントの平均値と標準偏差から算出したポリゴン表から離れ、いくつかの基準平面を組み合わせ、それぞれの変異を相殺して顎顔面全体のバランスをアナログ的に評価するチャート（図1）を作成・使用しています。

歯槽性の分析（デンチャーパターンの評価）

　また、ディスクレパンシーの計測とその解消見込み評価を目的に、歯槽性の分析も行います。分析の評価項目には、①Tweedの抜歯分析、②CDSを使った中切歯歯軸と大臼歯部咬合高径の診査（図2）、③顎模型分析、④パノラマエックス線写真を用いた側方歯群の傾斜評価があります（図3）。これらのうち、①③に関しては従来法を踏襲します。

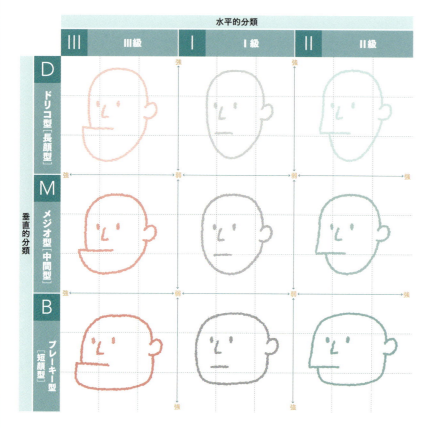

図1　スケルタル分析用チャート
顔面骨格を、「出っ歯（下顎後退）」〜「受け口（下顎前方位）」、「長顔（細く長い顔）」〜「短顔（えらの張った四角い顔）」とを組み合わせた全81種（大分類9種、それぞれを強、中、弱に分ける）に分類する。

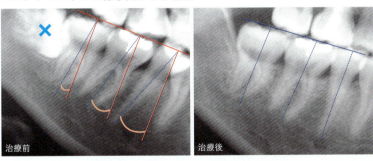

図2　歯槽性の分析（CDSデンチャーパターンのチャート）

顎顔面の基準平面から上下顎の中切歯歯軸および大臼歯部咬合高径を評価しチャートに記入する。破線は咬合平面と中切歯歯軸の標準値を示す。

● パノラマエックス線写真による観察

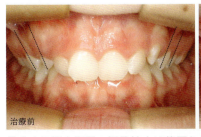

パノラマエックス線写真で、側方歯群の近心傾斜を概観することができる。正確さには欠けるが、咬合平面から降ろした垂線からアップライティングできる角度を推定する。

● 口腔内写真による観察

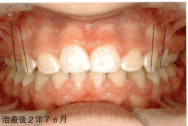

従来より側方歯群の緩徐拡大は後戻りが懸念されてきたが、写真のように舌側傾斜した歯軸を頬側にアップライティングする場合は、十分に長期安定すると考えてよい。

● 顎模型による観察

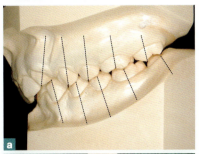

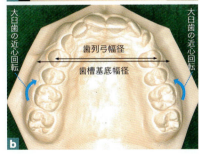

口腔内写真と同症例。
a：従来、歯幅や歯列弓の計測が模型分析の主な目的だったが、臼歯部の歯軸も観察し、パノラマエックス線写真と一緒にスペースゲインの目安とする。
b：舌側傾斜の強いものは歯列弓幅径と歯槽基底幅径の差が大きい。

図3　歯槽性の分析（パノラマエックス線写真、顎模型、口腔内写真）

1. ブラケットポジショニング

- 矯正歯科治療手技の中で最重要事項です。
- 歯槽骨に隠れた歯軸の方向、捻転の量、また歯肉に隠れた解剖学的歯冠長などに対する想像力を養いましょう。
- 歯の形態は千差万別です。つねに一定のポジショニングができるように反復練習しましょう。

治療結果にもっとも影響を及ぼすファクター

修整を念頭に置かず油断のないポジショニングをしよう

治療結果にもっとも影響を及ぼすテクニカルなファクターは何でしょうか。いくらでも要因は挙げられるでしょうが、筆者はブラケットポジショニングを挙げます。治療の終盤でもたつく原因のほとんどは、ブラケットポジショニング不良にあります。このもっとも基本的なことが、咬頭嵌合のみならず歯軸のアップライティング(整直)やパラレライズ(平行性の獲得)、ローテーション(回転)、歯のスライディング、治療期間の長短まですべてに密接にかかわっており、その重要さはいくら強調してもしすぎることはありません。

また、「GUMMETALワイヤーは屈曲自在だから、ポジショニングがまずくてもベンディングで修整すれば良い」という心構えでは、迅速な機能的咬合を達成することはできません。ベンディングによる位置修整には、隣在歯を含め複雑で三次元的な歯の移動を考慮しなければならず、実はかなりの経験を要します。またブラケットポジショニングには術者の感覚的要素(立体的センス)が大切で、人によっては相当の修練を必要とします。精神を集中して、あとで修整することのないポジショニングを心がけましょう(図4)。

ポジショニングゲージ使用時の注意事項

ポジショニングを補助する目的で、さまざまなポジショニングゲージ(ポジショナー)が市販されていますが、以下の事項を考慮して使うことをお勧めします。

- **歯の形**：歯は形が千差万別です。特に犬歯や小臼歯では、咬頭の高さや尖り具合に大きな個体変異があり、ゲージによる数値的な位置設定には問題があります。できればゲージに頼らず、辺縁隆線の位置を一致させる心づもりでポジショニングしましょう。

- **咬耗**：患者の口の中には、強く咬耗した歯からまったく咬合にかかわらない歯までが同居しています。多様に咬耗した咬頭頂を基準に距離を計測する一般的なポジショニングゲージでは、正しいブラケットのポジショニングは不可能です。そのため、特に明視下で作業を行えない臼歯部では、辺縁隆線の位置を一致させるようにしてブラケットポジショニングを行います。緊密に咬頭嵌合している歯列では、必ず臼歯部の辺縁隆線を結んだ線が一線で整列しどこにも段差がないようにするべきです。治療終盤に歯の一括移動のためのベンディングを曲げ戻してワイヤーをストレートにしたとき、辺縁隆線が一線に整列する位置を見極めてポジショニングしましょう[22ページ以降参照]。

1 現在の切端や咬頭頂の形状は目安にしないこと。咬耗する前の解剖学的形態を想像しなければならない。

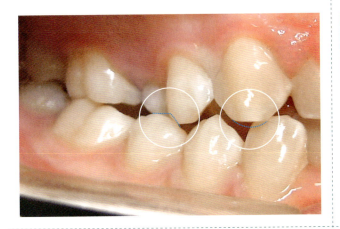

2 萌出の程度や、腫脹した歯肉に隠された解剖学的歯冠形態を想像しなければならない。

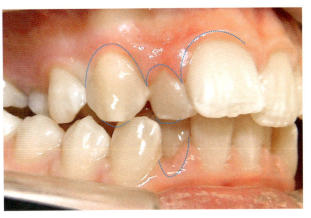

3 歯槽骨内に隠された歯軸を想像しなければならない。臼歯部では、近遠心の辺縁隆線を結んだライン（緑線）とスロットの方向を平行にすると、おおむね正しいブラケットアンギュレーションが得られる。

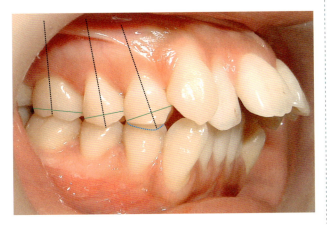

4 ポジショニングしている歯だけに集中し、周囲の歯は無視する（通常は大切な周囲への目配りが、ポジショニング時には足を引っ張ることになる）。隣在歯の位置にとらわれず、当該歯の正しいブラケット位置を見出すことに集中すること。

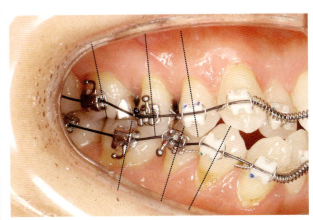

図4　ブラケットポジショニングのうち、垂直的高さ決定に関する注意事項

従来のブラケットと同じく、GUMMETALワイヤーを用いた歯の一括移動でも、処方にしたがって常に正しい位置にポジショニングする必要がある。当初の咬合状態によって高めにする／低めにするといった恣意的な位置変更は、治療終盤で必ず咬頭嵌合を難しくする。対合歯と干渉する場合は、可及的な範囲でブラケットの形態を修整するか、大臼歯部咬合面や上顎前歯舌側に干渉を設けてテンポラリーな強制的咬合挙上を図る。ストレートワイヤー法で使われるブラケットには、術式に応じてたくさんの種類があるが、歯の一括移動では、治療期間を通してアクティブトルクやティップバックベンドなどを用いて調整を繰り返すため、ストレートワイヤーブラケットの種類の違いは大きな意味をもたない。したがって、ブラケットの選択は術者それぞれの方法にやり方にまかせてよい。

辺縁隆線に合わせた ブラケットポジショニング

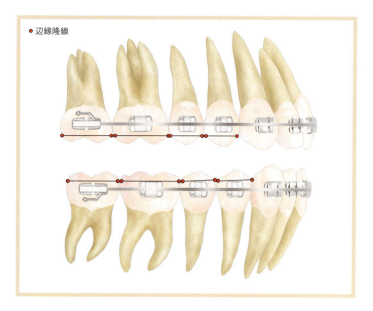

図5　咬頭嵌合している咬合を観察すると、側方歯群の辺縁隆線を結んだラインが段差のない直線を成していることがわかる。このことから、ベンディングをリデュース(曲げ戻し)した後のストレートワイヤー装着したときには、辺縁隆線が直線を成す位置にブラケットをポジショニングしなければならない。

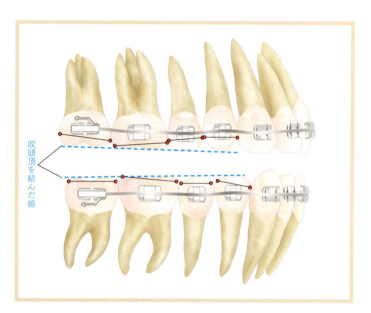

図6　不正咬合患者の口腔内では著しい咬耗歯と咬合にかかわらない歯が混在しており、従来の咬頭頂を基準としたポジショニングゲージでは、正しい位置決めができない。変異の大きい咬頭頂を基準にしても咬頭嵌合には至らないことが多い。

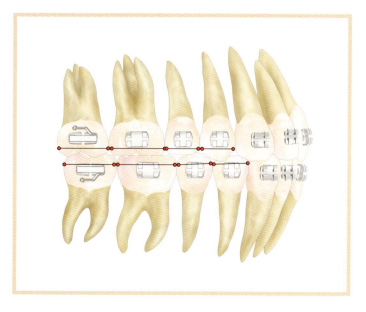

図7　咬頭の形態にとらわれず、近遠心の辺縁隆線を結んだ線を基準にポジショニングすること。

ブラケットポジショニング

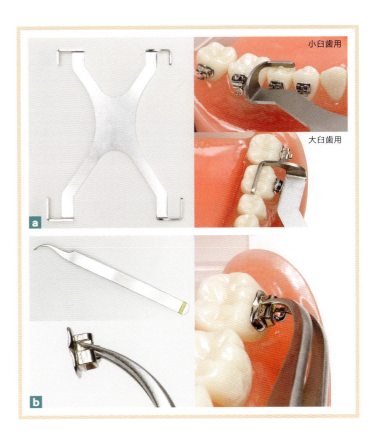

図8　辺縁隆線の位置を基準にしたブラケットポジショニングゲージ（Hasegawa bracket positioning gauge、ロッキーマウンテンモリタ社）。近遠心の辺縁隆線を結んだラインから一定の高さにスロットの位置を決め、ブラケットポジショニングを行う。近遠心の辺縁隆線に対して平行にポジショニングするため、アンギュレーションが自動的に決まる（a）。
ブラケットポジショニングには神経集中を要するため、ブラケットの把持や取り落としに気を削がれないよう、先端が調整されたボンディング専用ピンセットを用意するとよい（b、写真は筆者開発のもの〈ロッキーマウンテンモリタ〉）。

歯の咬耗

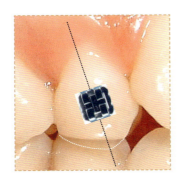
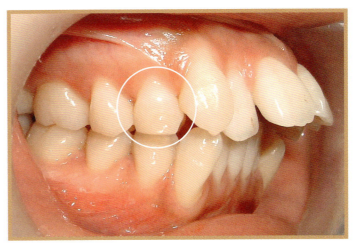

図9　不正咬合患者の口腔内は、強く咬耗した歯と咬合に参加していない歯が同居する。歯の咬耗する前の形態と正しい歯軸を想像してポジショニングする。

表1　歯の咬耗に関する注意点

1. 不正咬合による機能障害から強く咬耗している歯が多いため、歯冠の形態に応じた臨機応変なブラケットポジショニングが大切である

2. 咬頭や切端の高さは、ブラケットポジショニングの基準にならない。辺縁隆線との位置関係に注目すること

3. 側切歯、第二小臼歯などの退化傾向に留意すること

4. 現状の歯冠の形態にとらわれず、萌出時の解剖学的歯冠形態を想像しながら正しい歯軸を把握すること

2. バーティカルコントロール

- 前歯・臼歯に対しそれぞれ異なる方向に矯正力をはたらかせるバーティカルコントロールを習得するためには、ユーティリティーアーチのベンディングと、その屈曲部の角度調整で原理を理解しましょう。
- GUMMETAL ワイヤーのしなやかさと剛性を活用して前歯と臼歯を同時に移動させることで、迅速なディスクレパンシーの解消と咬合平面の変更に基づく顎位の改善を図ります。

成長期の矯正歯科治療における GUMMETAL ワイヤーの活用法

マルチブラケットのみが有効な方法か

　いわゆる早期治療、あるいは一次治療と称される成長発育期の矯正歯科治療は、機能的な永久歯咬合の確立を目指す矯正歯科治療全体の中で、いかに位置づければよいのでしょうか。筆者の経験では、早期に動的治療を開始することが、マルチブラケットを使った二次治療を不要にするわけではありません。実際に早期治療が効果的に目的達成された例にしても、マルチブラケット治療を経て咬合確立する例が大部分を占め、二次治療を省略できる症例は「偶然による僥倖」といってもいいくらいです。

　それでは、早期治療そのものを「無効」として、すべてをマルチブラケット治療に委ねるべきなのでしょうか。決してそんなことはありません。的確になされた早期治療は、歯と顎骨の関係や上下顎間関係を大幅に改善し、マルチブラケット装着期間を劇的に短縮することができます。

機能障害とバーティカルコントロールを同時に可能にする GUMMETAL

　Angle II 級であれ III 級であれ、成長期の不正咬合に占めるいわゆる骨格的な要因、つまり劣成長あるいは過成長といった骨格のサイズそのものに原因するもの、あるいはいわゆる遺伝的要因に帰結するものは実は少数で、何らかの機能障害に起因する下顎の回転、ないし誘導による位置異常で説明できるものが大多数です。つまり、たとえば A-B 関係に大きな不調和があるにせよ、成長発育期を通じた機能障害によって誘導されているに過ぎないことが多いのです。これはすなわち、機能障害からの開放と咬合平面のバーティカルコントロールを同時に施して顎位そのものを変更することで、大部分の骨格的不調和を改善、あるいは解消することが可能ということです。

　そこで本項では、GUMMETAL ワイヤーのすぐれた特性を活かした混合歯列期の矯正歯科治療を主眼とした装置と治療法について提案します。

・ユーティリティアーチ

　前述のように、機能障害を可及的早期に解決することが、不正咬合における骨格的要因を低減し、治療期間の短縮やより完全な機能咬合に直結します。本項で紹介するユーティリティアーチは、上顎大臼歯と前歯を選択的にバーティカルコントロールして顎位の改善を図ることを目的とし、混合歯列期の治療にはきわめて有効であると同時に、マルチブラケット法におけるバーティカルコントロールの原理を理解するのにも大変に役立ちます。

・FROSCH アプライアンス

FROSCH アプライアンス（**図10**）とは、筆者が開発した、太い GUMMETAL ワイヤーを介して強大な咬合力を矯正力に転換し、積極的な咬合平面変換を図ることで機能的矯正装置の効果を大幅に増強したシンプルな新装置です。70ページに示した適用例のように患者の睡眠時につねに着用してもらうなどして、治療期間の短縮化を図ります。

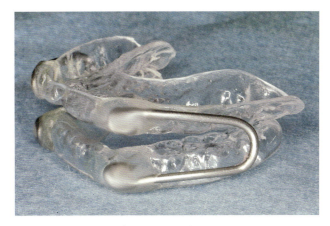

図10　FROSCH アプライアンス（Angle II 級 1 類治療用、GUMMETAL ワイヤーはφ.71インチ）。Angle I 級、III 級治療用も開発している。

GUMMETAL ユーティリティーアーチの装着・ベンディングの基本形

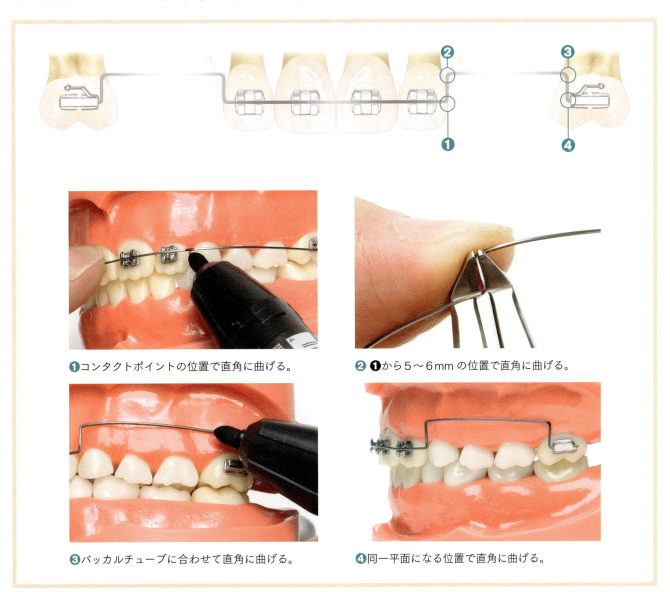

❶コンタクトポイントの位置で直角に曲げる。

❷❶から5〜6mmの位置で直角に曲げる。

❸バッカルチューブに合わせて直角に曲げる。

❹同一平面になる位置で直角に曲げる。

CHAPTER 2 歯の一括移動に必要なテクニック

ユーティリティアーチ屈曲箇所の角度調節例

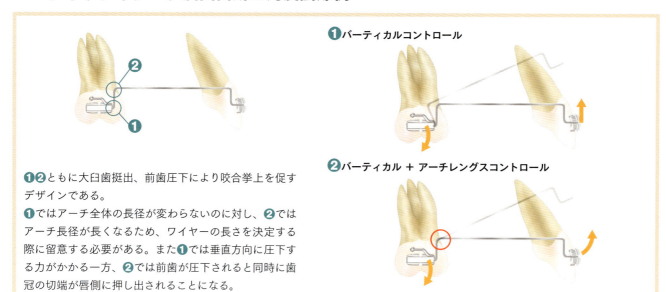

❶❷ともに大臼歯挺出、前歯圧下により咬合挙上を促すデザインである。
❶ではアーチ全体の長径が変わらないのに対し、❷ではアーチ長径が長くなるため、ワイヤーの長さを決定する際に留意する必要がある。また❶では垂直方向に圧下する力がかかる一方、❷では前歯が圧下されると同時に歯冠の切端が唇側に押し出されることになる。

GUMMETAL ユーティリティーアーチの使い方〈Angle II級2類〉

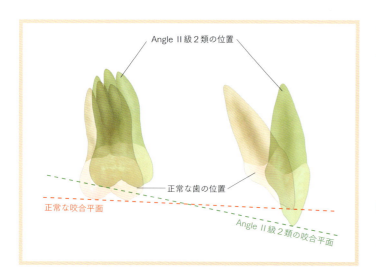

図11　Angle II級2類の上顎咬合平面（緑破線）。Angle II級では臼歯の咬合高径が不足しており、そのために咬合平面が急傾斜を示すことが多い。また Angle II級2類では前歯が挺出気味で舌側傾斜している。

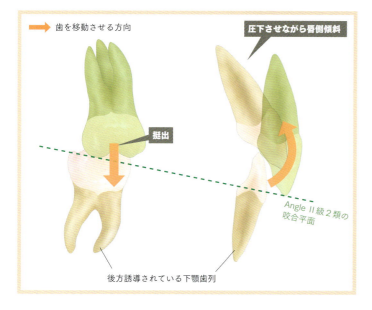

図12　歯の移動方向。臼歯部の低位と前歯部過蓋咬合による機能障害のため、下顎全体が後方誘導されているのが Angle II級2類の本質である。臼歯を挺出させ、また前歯を圧下しながら唇側傾斜させて咬合平面の改善を図る。

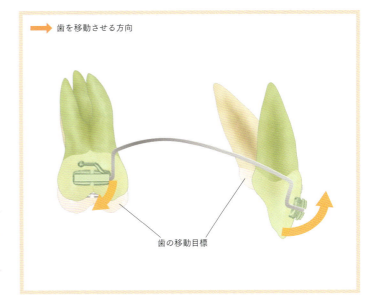

実際の手技

図13　GUMMETALワイヤーのバッカルチューブ側にのみバーティカル＆アーチレングスコントロールを行う。GUMMETALワイヤーの赤円の箇所を45°程度開くようにする調節を加えることによって、大臼歯が挺出し、前歯は唇側に押し出されつつ圧下される。

実際の手技

図14　臼歯部と前歯部をGUMMETALワイヤーで繋いだ際に起きるたわみと、それにともなって発生する矯正力の方向。大臼歯は遠心方向にアップライトしながら挺出し、逆に前歯部は唇側移動と圧下が同時にはたらくことで、一括移動が実現する。

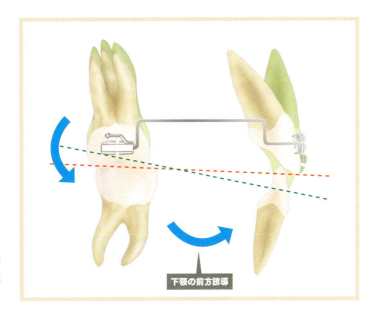

実際の手技

図15　歯の移動による咬合平面の変化（移動前が緑破線、移動後が赤破線）。これによって機能障害が除去され、下顎全体が前方に誘導される。通常、AngleⅡ級2類は機能的要因が強いため、それらを除去するだけで自動的にⅠ級関係が獲得できる例がほとんどである。

GUMMETAL
ユーティリティーアーチの使い方
〈Angle III級 反対咬合〉

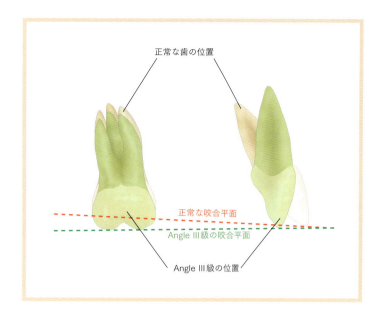

図16　Angle III級症例では臼歯部の咬合高径が高く（緑破線）、そのために咬合平面がほぼフラットであることが多い。図は、前歯の萌出方向が舌側傾斜した例を示す。

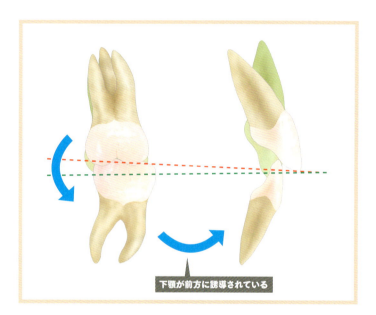

図17　上下顎の正しい対咬関係とAngle III級症例上顎の重ねあわせ。上顎の歯の移動すべき方向がお分かりいただけるだろう。なお、小児期の反対咬合は何らかの機能障害により、下顎全体が前方に誘導されているに過ぎない例がほとんどである。

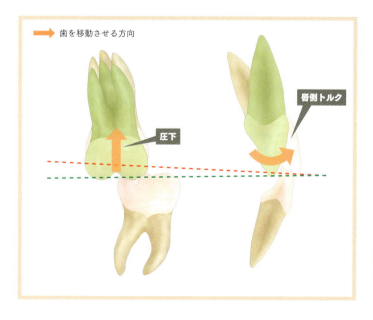

図18　大臼歯はそのまま圧下し、前歯は歯冠の切端を唇側に振ることで、咬合平面の正常化と機能障害の除去を図る。

バーティカルコントロール

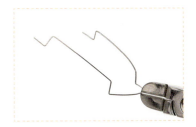

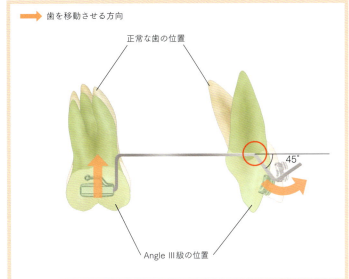

実際の手技

図19　GUMMETALワイヤーのベンディングを行う。赤円の箇所を45°開く方向にアクティベート（活性化）するとアーチ長径が長くなるため、前歯は唇側に押し出されると同時に唇側へのトルクとしてはたらくことに注意する。

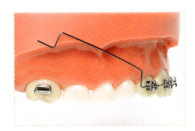

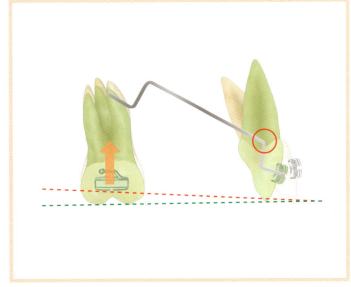

実際の手技

図20　図19のとおり前歯に45°の唇側トルクが発生することにより、大臼歯に対して圧下力が作用する。

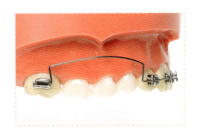

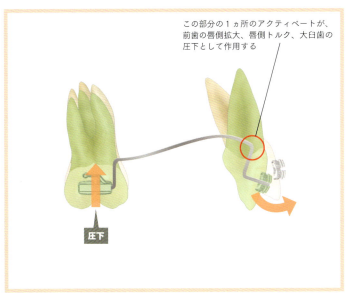

実際の手技

図21　アクティベートしたワイヤーには、ベンディングによって図のようなたわみが発生する。前歯の唇側方向の拡大と唇側トルクの付加を同時に行うことで、大臼歯に対しては圧下力が作用する。このように、GUMMETALの金属特性ならではの「押し」と「ひねり」が同時に加わることで、「押し」だけが作用する舌側弧線装置に比べて遥かに迅速な歯の移動が期待できる。

CHAPTER 2 歯の一括移動に必要なテクニック

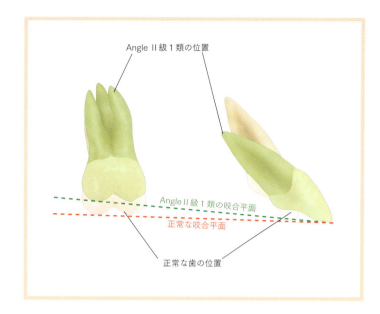

GUMMETAL ユーティリティーアーチの使い方〈Angle II 級 1 類〉

図22 Angle II 級 1 類症例では、大臼歯部の咬合高径が不足し、そのために正常な咬合平面（赤破線）よりも傾斜が強い（緑破線）。また前歯が唇側傾斜している。

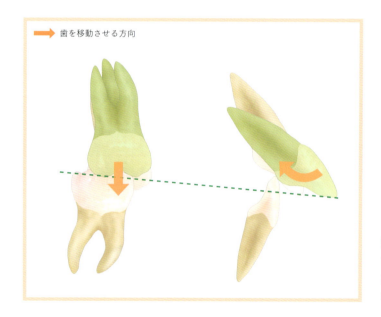

図23 上顎臼歯部の低位と、前歯部の唇側傾斜による機能障害が原因で下顎全体が後方誘導されているため、大臼歯の挺出と前歯をリトラクトさせることで、咬合平面の平坦化を図る。

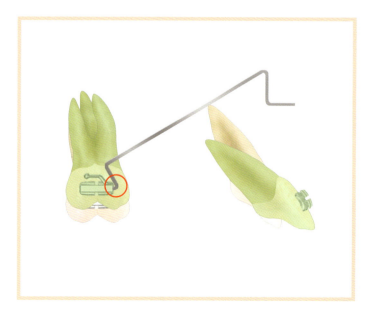

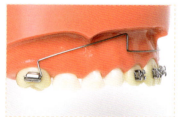

実際の手技

図24 GUMMETAL ワイヤーのアクティベートと装着を行う（図は GUMMETAL ワイヤーをバッカルチューブに挿入した時のアクティベーションの形態）。赤円の箇所を45°閉じる方向にベンディングし、大臼歯挺出と前歯部の圧下を図る。

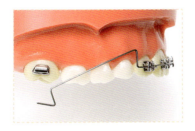
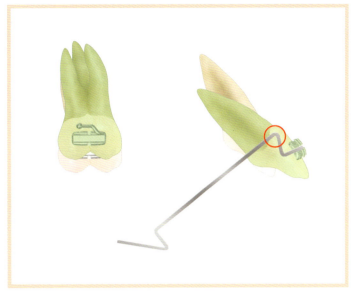

実際の手技

図25 GUMMETAL ワイヤーを4前歯スロットに挿入したときのアクティベーションの形態。アーチ前方の赤円の箇所を45°閉じるベンディングは大臼歯を挺出させ、またその反作用が前歯部の舌側トルクとして作用する。アーチ長径も短くなるため、前歯はリトラクトすることになる。

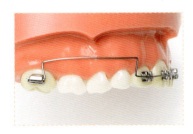
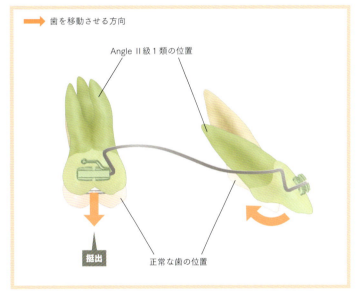

実際の手技

図26 GUMMETAL ワイヤーを完全に装着したときのアクティベーションの形態と、矯正力のはたらく方向を示す。水平方向への移動ではなく、回転と整直によって歯を移動させる（アクティベートしたワイヤーには図のようなたわみが発生する）。

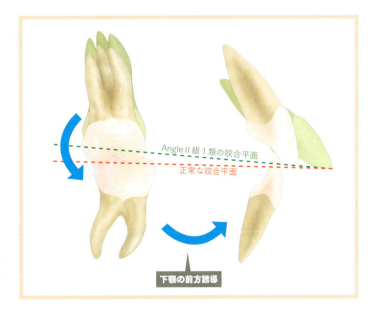

実際の手技

図27 歯の移動による咬合平面の変化（移動前が緑破線、移動後が赤破線）。咬合平面が平坦化し、前歯部の機能障害が解消して下顎全体が前方へ誘導され、Ⅰ級関係を獲得する。

CHAPTER 2 歯の一括移動に必要なテクニック

GUMMETAL ユーティリティーアーチの使い方〈下顎側方偏位〉

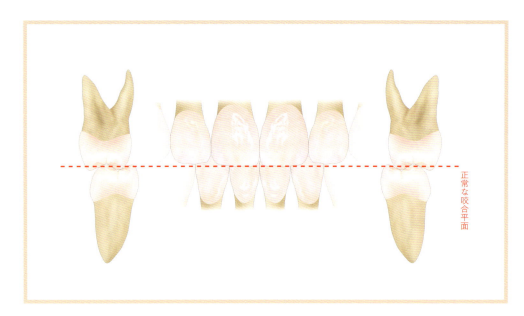

図28　上下顎の正しい対咬関係を示す。

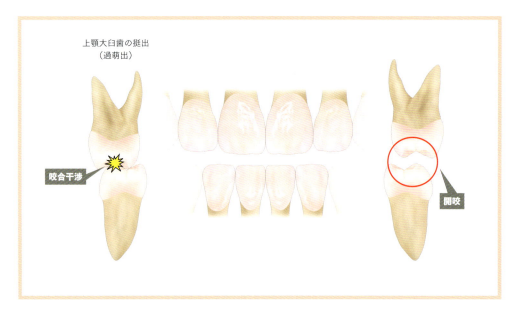

図29　下顎側方偏位の原因と推移(1)。

ディスクレパンシーの程度に左右差がある場合などに、咬合高径の左右差を生じることが多い。図では、右側大臼歯の早期接触が前歯部と左側大臼歯部を開咬状態にしている。

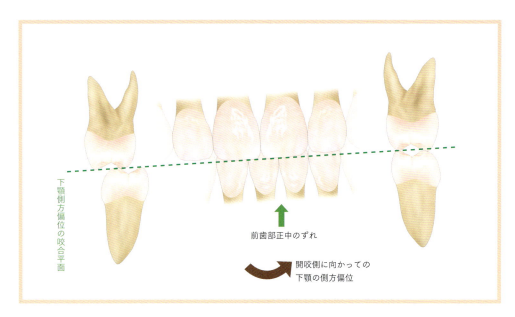

図30　下顎側方偏位の原因と推移(2)。

図29の臼歯部の開咬状態から、習慣的に左側大臼歯部で咬合しようとする力がはたらいて、側方偏位が起こる(青矢印、下顎は必ず高径の低い側に偏位する)。すなわち、前歯部正中のずれ(緑矢印)は臼歯部咬合高径の左右差の反映である。

バーティカルコントロール

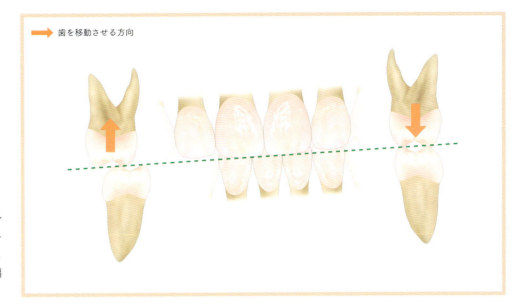

図31　左右の咬合高径を合わせるように大臼歯をバーティカルコントロールすることで、咬合の不均衡と側方偏位を解消する。

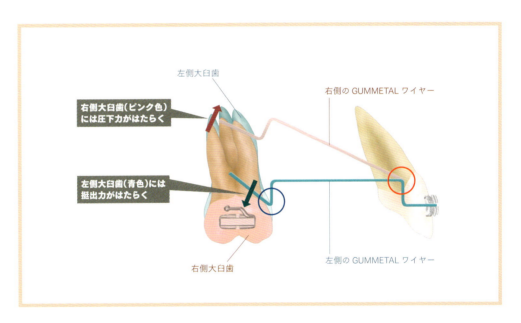

図32　図は前歯部のみワイヤーをブラケットに装着した状態を示す。咬合高径の高い側（この場合ピンク色で描かれた右側大臼歯）にはGUMMETALワイヤー前方部に臼歯を圧下するベンディング（赤円）、咬合高径の低い側（この場合青色で描かれた左側大臼歯）にはワイヤー後方部に臼歯を挺出するベンディング（青円）を加える。

実際の手技

図33　図32を正面から見た状態。右側大臼歯の圧下、左側大臼歯の挺出を図る。

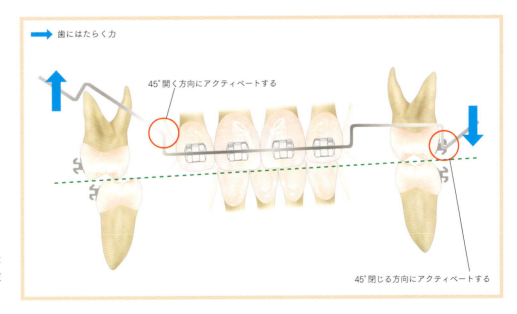

CHAPTER 2　歯の一括移動に必要なテクニック

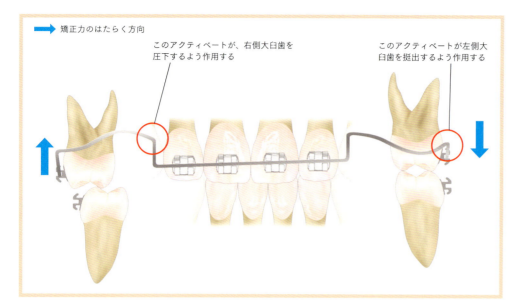

実際の手技

図34　GUMMETAL ワイヤーを大臼歯のブラケットにも装着すると、図のようなたわみが生じる。水色の矢印はこの状態ではたらいている矯正力の方向を示す。

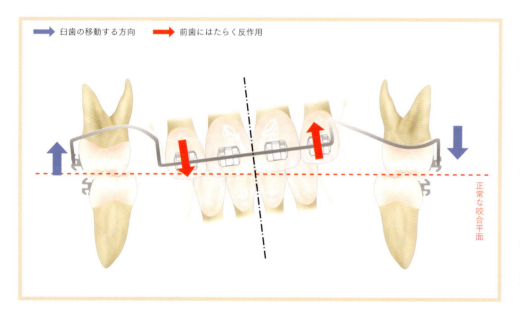

実際の手技

図35　咬合平面の変化にともなって正中が一致してくるが、大臼歯部に対するバーティカルコントロールの反作用で、必ず前歯部がそれぞれ相反した向きに移動（赤矢印、大臼歯を圧下する右側の前歯は挺出、大臼歯を挺出する左側の前歯は圧下）する。その結果、前歯部が次第に斜めになって来ることをあらかじめ想定し、図36のように対処する。

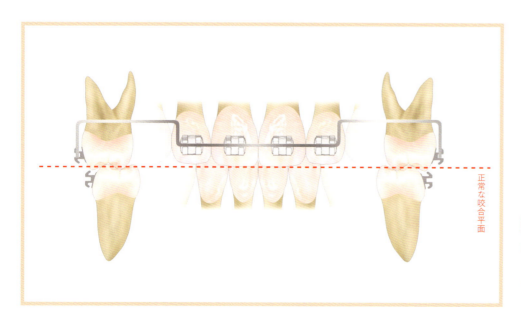

実際の手技

図36　正中を一致させたのち、すべての調節箇所を90°に戻したアーチワイヤーを挿入し、歯列形態を整える。

3. メインアーチワイヤーの屈曲法

- メインアーチワイヤーの屈曲法には、Type 1、Type 2 の 2 種類しかありません。ただし単純なだけに正確さが要求されます。十分に練習をして、形態を把握しましょう。
- 歯の一括移動ではレベリング終了後、初めからフルサイズの GUMMETAL ワイヤーを使用します。その後のワイヤー交換は必要ありませんが、歯の移動状況に応じた調節を重ねて最短でゴールを目指します。

GUMMETAL ワイヤーによる歯の一括移動に用いるメインアーチの形態は、すべての不正咬合治療に対し前歯部にトルクを入れない Type 1 と、アーチ全体にアクティブトルクを入れる Type 2 の 2 種類のみです。以下に詳解しますので、十分に反復練習してください。

Type 1 メインアーチワイヤーのベンディング　※上下顎共通

1 まずメインアーチワイヤーの長さを決める。

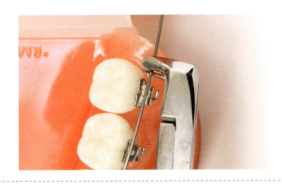

2 犬歯と第一小臼歯の中央に印記する。

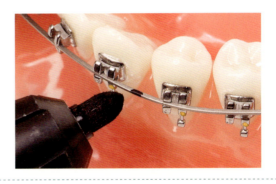

3 第二小臼歯と第一大臼歯の中央にも印記する。

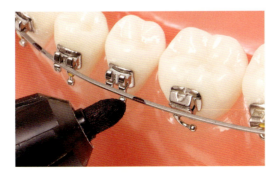

4 印記を挟むように近心側をツイードプライヤー、遠心側をトルキングプライヤー（41ページ図39）で把持する。

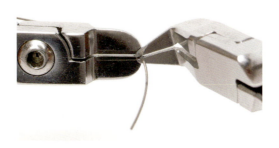

5 犬歯と第一小臼歯の中間部に15°程度のクラウンリンガルトルクを入れる。

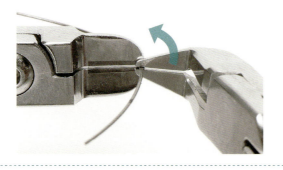

6 ツイードプライヤーで所定のトルクが入ったことを確認する。

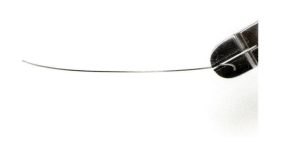

7 第二小臼歯と第一大臼歯の中間部にも同様に15°程度のトルクを入れる。大臼歯部は30°ほどのトルクが入ることになる。

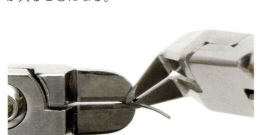

8 ツイードプライヤーでトルク量を確認する。また、左右のトルク量に差がないことも確認する。

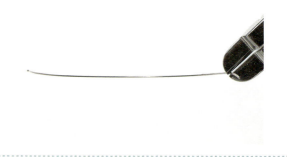

9 小臼歯、大臼歯部になめらかなティップバックベンド（大臼歯部で45°程度）を入れる。

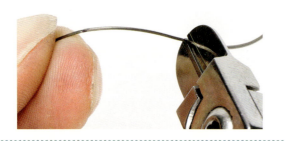

10 片側になめらかなティップバックベンドが入った。

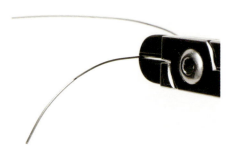

11 反対側に同等量のティップバックベンドを入れる。ここでも左右で差がないことを確認する。アクティブトルクやティップバックベンドに左右差があると、咬合平面に傾きを生じ下顎側方偏位を惹起するため、対称性の確認はきわめて重要である。

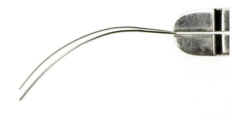

12 Type 1 メインアーチの完成。

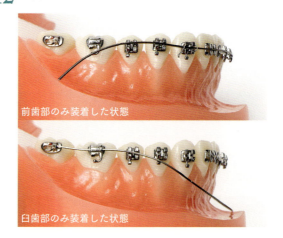

前歯部のみ装着した状態

臼歯部のみ装着した状態

Type 2 メインアーチワイヤーのベンディング　※上下顎共通

1　まずメインアーチワイヤーの長さを決めた後、ホウプライヤーで犬歯付近を把持する。

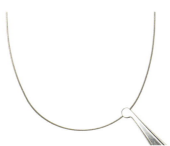

2　アーチワイヤーの前歯部（両側犬歯間）をフラットワイズにしごき、均一な湾曲を与える。

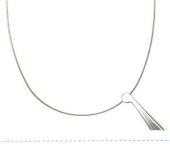

3　反対側の犬歯付近まで湾曲を加える。

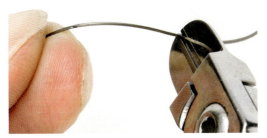

4　前歯部の湾曲のために犬歯間幅径が狭まり、アーチの幅径が狭くなっている。ここでも左右の対称性が重要である。

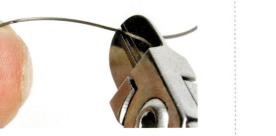

5　前歯部の湾曲によって、アーチ全体に均一なトルクが自動的に入る。前歯部に45°程度のクラウンリンガルトルクが入っていることがわかる。

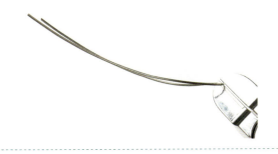

6　臼歯部にも同量のトルクが入っている。

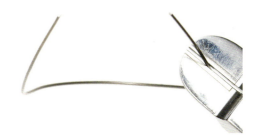

7　アーチワイヤーの前歯部をエッジワイズに広げ、当初の犬歯間幅径を回復させる。このとき、手順2のフラットワイズな湾曲まで戻してしまうとトルクも消えてしまうため、プライヤーで把持する向きに注意しながらエッジワイズ方向にのみ曲げる。

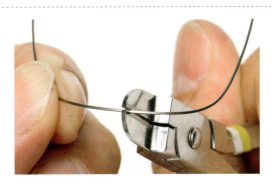

8 犬歯間をエッジワイズに広げて、当初のアーチ幅径が回復している。

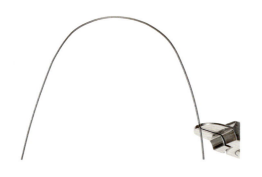

9 Type 1同様、小臼歯から遠心部に滑らかなティップバックベンド（フラットワイズベンディング）を入れる。

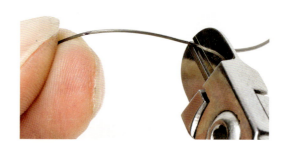

10 左右対称にティップバックベンドが入っている。前歯部にアクティブトルク（クラウンリンガルトルク）が入っていることに注目。

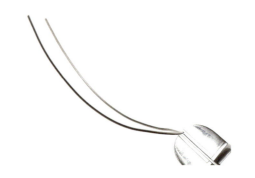

11 クラウンリンガルトルクの入った臼歯部にティップバックベンドを入れると、臼歯部のアーチワイヤーが外開きの形状になる。

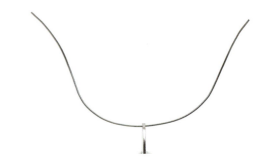

12 左右側臼歯部にトーイン（エッジワイズベンディング）を入れ、当初のアーチ形態を回復する。

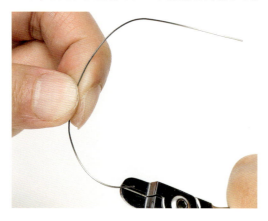

13 Type 2メインアーチの完成。

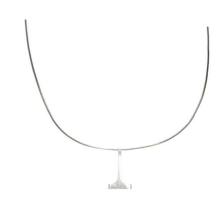

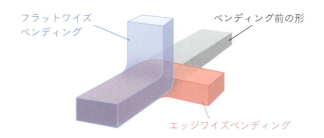

図37　フラットワイズベンディングとエッジワイズベンディング

角ワイヤーの幅の広い側の方向に曲げることを「フラットワイズに曲げる」といい、幅の狭い側の方向に曲げることを「エッジワイズに曲げる」という。

オーバーレイアーチのベンディング

1 適用する長さに従い、φ.032インチあるいはφ.036インチのGUMMETALワイヤーを使い分ける。通常は大臼歯間の拡大（側方アップライティング）にはφ.036インチ、犬歯間あるいは小臼歯間の拡大にはφ.032インチのワイヤーを使用するとよい。

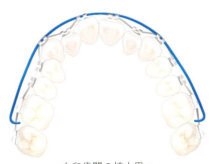
大臼歯間の拡大用＝φ.036インチ

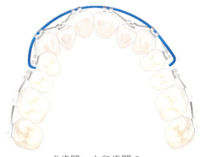
犬歯間、小臼歯間の拡大用＝φ.032インチ

2 この屈曲にはバードビークプライヤーが好適である。

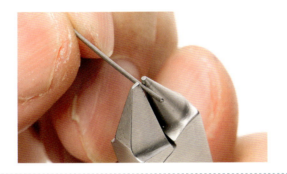

3 ワイヤーの断端を180°屈曲する。

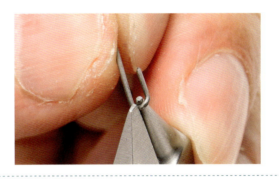

4 屈曲した曲線部分で切断する。

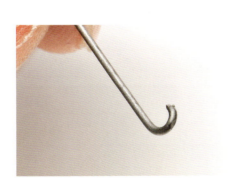

5 リング状に曲げこむ。少し隙間を空けておくこと。

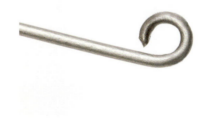

6 リングの元で反対側に曲げ、「？」状にする。

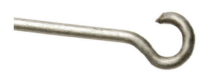

7 リング全体を90°屈曲する。

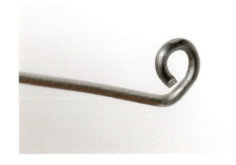

CHAPTER 2　歯の一括移動に必要なテクニック

8 リングを内側に向けた状態で、歯列弓形態に合わせてアーチ状に曲げる。

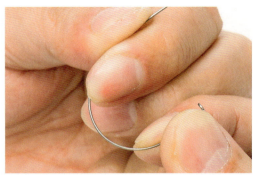

9 口腔内でメインアーチに重ねて試適する。片側のリングを所望するブラケット間の中間に嵌める。

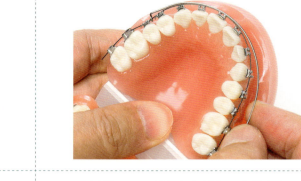

10 反対側のリングの屈曲位置をマーキングする。

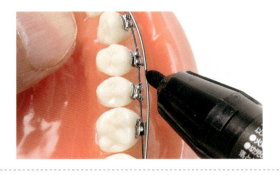

11 反対側のリングを左右対称に内側を向けて屈曲するには、プライヤーで把持する際の角度が重要である。写真のようにアーチの平面に対し45°の角度をつけてプライヤーで把持する。

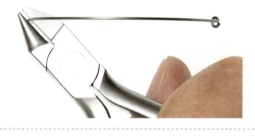

12 90°屈曲すると、アーチの平面に対して斜め上方45°の向きになる。

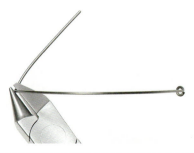

13 アーチに隣接するようにリングを屈曲する。

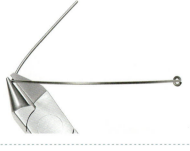

14 リングの向きが完全に左右対称であることを確認する。左右でずれがあると装着できない。

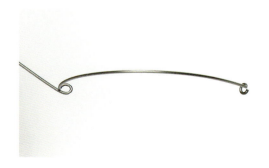

15 完成。この時点では歯列弓形態に沿った形である。

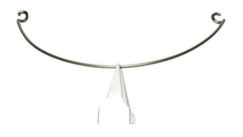

メインアーチワイヤーの屈曲法

16 口腔内に試適し、長さやリングの位置を確認する。

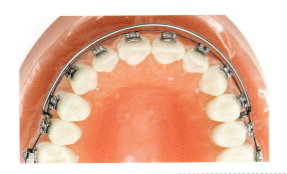

17 主に犬歯間部分をアクティベートする。実際に装着した時、メインアーチからなるべく離れない形を心がける。

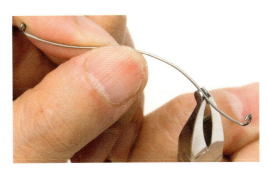

18 つねにまっすぐになるようアクティベートする。力の強弱はワイヤーの太さ（φ.032～.036インチ）で調節する。

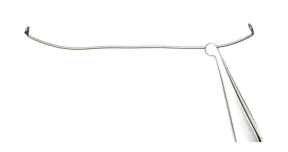

19 装着後、口腔内での不測の脱離を防ぐためにリングを十分にかしめておく。また、GUMMETALワイヤーはニッパーで切断したとき断端がきわめて鋭利になることが多いため、必ずカーボランダムポイント等で丸めておくこと。ワイヤーはメインアーチの真上にオーバーレイし、ブラケットと接触している部位（2、3ヵ所）でメインアーチと共締めして固定する。

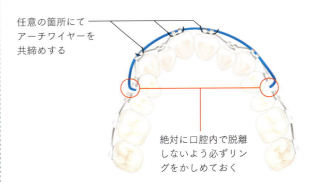

任意の箇所にてアーチワイヤーを共締めする

絶対に口腔内で脱離しないよう必ずリングをかしめておく

ブラケットのポジショニングやベンディングに便利な器具

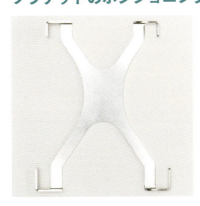

図38　ブラケットのポジショニングゲージ
（Hasegawa's bracket positioning gauge、ロッキーマウンテンモリタ、23ページ図8参照）

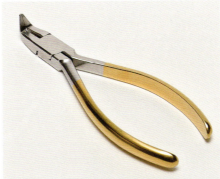

図39　トルキングプライヤー（ロッキーマウンテンモリタ）
筆者がGUMMETAL角ワイヤーに正確なトルクを加えるために開発した。屈曲操作だけでなく、強いアクティブトルクの入ったフルサイズワイヤーをチューブやスロットに挿入する際にも有用である。

参考文献

1. 菅原準二,曽矢猛美,川村 仁,金森吉成.平均顔面頭蓋図形(CDS)を利用した顎顔面頭蓋の形態分析 顎矯正外科症例への適用.日矯歯誌 1988：47(2)；394-408.

2. 曽矢猛美.下顎枝矢状分割法を適用した骨格型下顎前突症の硬・軟両組織の形態変化に関する研究 図形処理システムを利用した平均顔面頭蓋図形(CDS)による評価.日矯歯誌 1986：45(1)；1-27.

3. 門松須賀子,小林 優,不島健持,山内雅人,佐藤貞雄.日本人成長期経年資料を用いた平均顔面頭蓋図形分析.東京矯歯誌 2011：21(2)；85-96.

CHAPTER 3

GUMMETALワイヤーの実技

1 Angle I級［叢生、上下顎前突］

2 開咬

3 Angle II級 1類

4 Angle II級 2類

5 Angle III級

6 下顎側方偏位

7 部分矯正

1. Angle I級 [叢生、上下顎前突]
Angle Class I with crowding, bimaxillary protrusion

Angle I級叢生の治療は、基本的には顎位の改善（咬合平面の積極的な変更）を必要とせず、歯軸のアップライティングによって、前歯部の叢生や前突といったシンプルなディスクレパンシーを解消することに集約されます。前歯部に顕在化しているディスクレパンシーは、側方歯群の近心傾斜や舌側傾斜などが惹起しているため、それらをいかに効率的に立て直すかが治療の要点になります。

Angle I級叢生の治療様式

歯の移動	歯列全体の遠心アップライティング、側方拡大（頬側アップライティング）、遠心回転など
咬合平面の変更	原則的に必要としない
顎位の変更	原則的に必要としない
メインアーチ	原則的に、上下顎ともに.018×.022インチ GUMMETAL Type 1 ワイヤーを使用する
顎間ゴム	必要に応じて前歯部にアップアンドダウンゴム（3/16インチ、4.5オンス）を使用する

治療手順1：第一小臼歯非抜歯症例

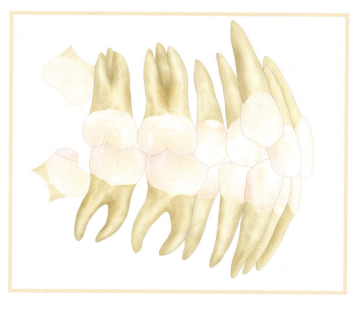

図1　Angle I級叢生の典型例。
ここでは上下顎間関係や前歯部歯軸には問題がなく、叢生を主訴とする症例を想定する。

Angle I 級［叢生、上下顎前突］

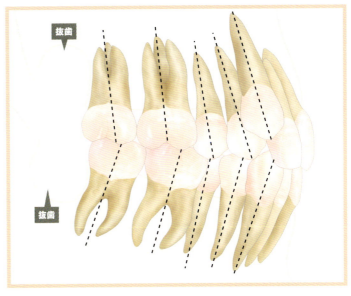

図2　ディスクレパンシーを解消し、同時に側方歯群をアップライティングするためのスペースを確保する目的で、第三大臼歯を抜去する。通常IVA（第二大臼歯萌出完了期）以降であれば下顎第三大臼歯は動的治療に先立ち抜去しなければならないが、上顎の場合、大臼歯のアップライティングに支障がない位置であれば装置撤去後に抜歯することも多い。

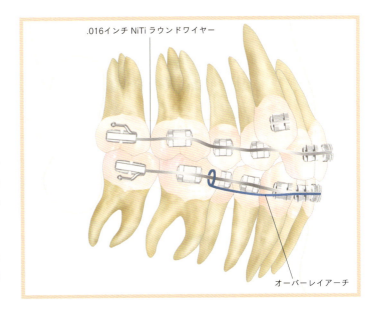

図3　臼歯部のレベリングに着手する。イニシャルワイヤーにはφ.016インチ NiTi（ニッケルチタン）ラウンドワイヤーを使用し、必要に応じて Mulligan のオーバーレイアーチや、オープンコイルスプリングなどを付加し、GUMMETAL メインアーチを挿入する準備を行う。
治療開始時には前歯部のディスクレパンシーを解消するスペースがないことから、前歯部のレベリングを先行すると確実にフレアーアウトしてしまうため、行わないこと。

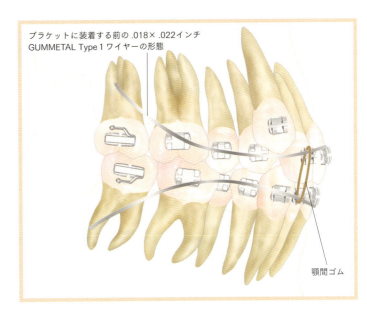

図4　.018×.022インチ GUMMETAL Type1ワイヤー、30°程度のティップバックベンド、20°程度のアクティブトルクを加えてメインアーチとして使用する。前歯を若干リトラクトしたい場合などは、Type2に改変してもよい。オーバーバイトの浅い症例などでは、必要に応じて前歯部に顎間ゴムを付加する。

45

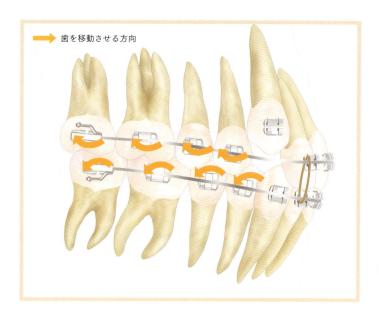

図5　側方歯群のアップライティングにともない、前歯部アライメントのためのアベイラブルスペースが生じてくる。

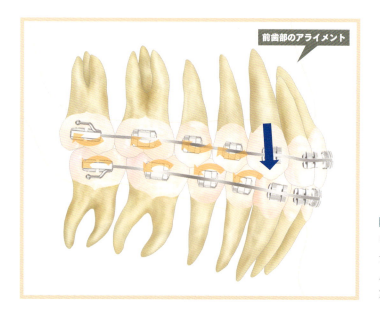

図6　治療の終盤に、前歯部をアライメントして動的治療を終了する。手技が熟達するにつれ側方歯群のアップライティングスピードを予測できるようになり、前歯部アライメントと同調させて治療期間を一層短縮することができるため、症例を重ねて習熟していただきたい。

治療手順2：第一小臼歯抜去を要する症例

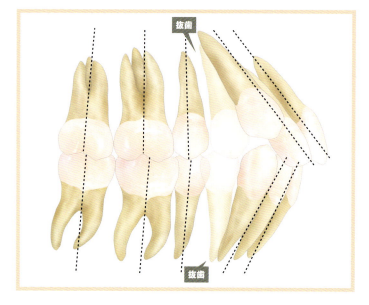

図7　きわめて大きいディスクレパンシーに加え、側方歯群に近心傾斜や近心回転、舌側傾斜がないなどのアベイラブルスペース獲得の余地がない症例では、第三大臼歯に加えて第一小臼歯も抜去する。退化傾向など歯冠の形態により第二小臼歯を抜去する場合もある。

Angle I 級［叢生、上下顎前突］

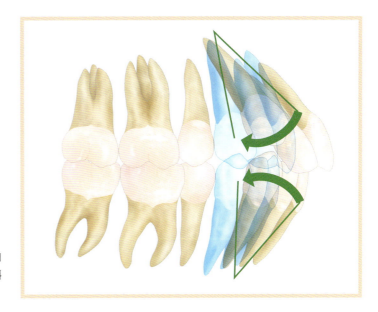

図8 抜歯スペースに前歯部をリトラクトする。第一小臼歯抜去症例のほとんどは唇側傾斜が強いため、単純な傾斜移動で十分である。

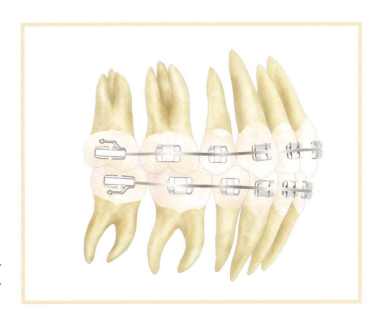

図9 前歯のリトラクションおよびアライメントが終了した時点で、ワイヤーのType 1ベンディングをリデュース（曲げ戻し）し、ストレートとしたうえで咬頭嵌合を図る。

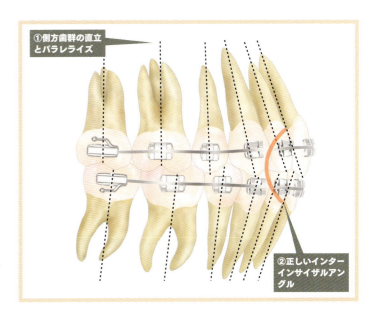

図10 安定した機能的咬合には、
①側方歯群の直立とパラレライズ
②正しいインターインサイザルアングル（上下前歯歯軸傾斜角）
が必要である。

CHAPTER 3　GUMMETALワイヤーの実技

実際の適用例 ｜ Angle Class I crowding

治療経過

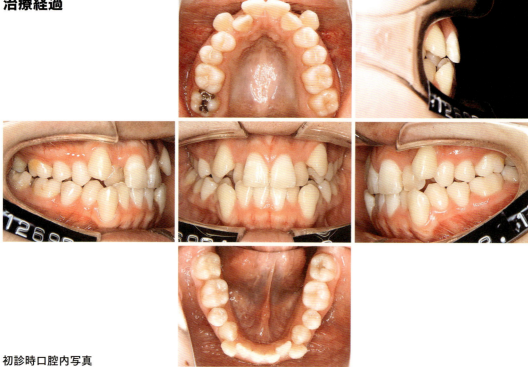

初診時口腔内写真

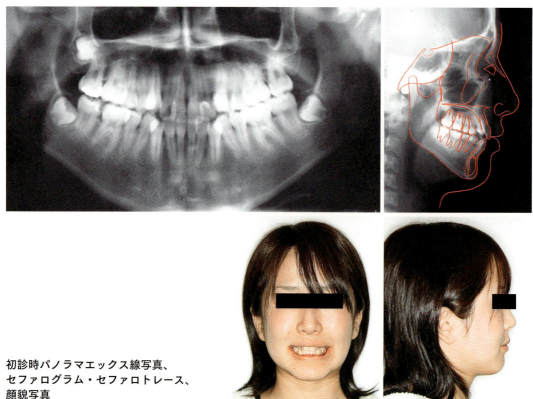

初診時パノラマエックス線写真、
セファログラム・セファロトレース、
顔貌写真

患者は17歳3ヵ月の女性。叢生が顕著で計算上のディスクレパンシーは－14mmあり、通常であれば最大の固定（maximum anchorage）で小臼歯抜歯となる症例である。しかし歯軸を観察すると、側方歯群の近心傾斜および舌側傾斜が著しく（51ページ参照）、アップライティングでかなりのスペースの獲得を見込める。

Angle I級［叢生、上下顎前突］

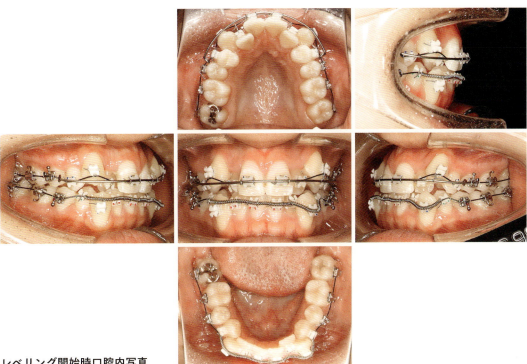

レベリング開始時口腔内写真

メインアーチには、上下顎ともにφ.016インチNiTiラウンドワイヤーを使用する。上顎には、舌側傾斜した側方歯群を頬側にアップライティングする目的で、φ.032インチのGUMMETALオーバーレイアーチを付加する。下顎両側犬歯間には、ロングスパンのオープンコイルを挿入した。

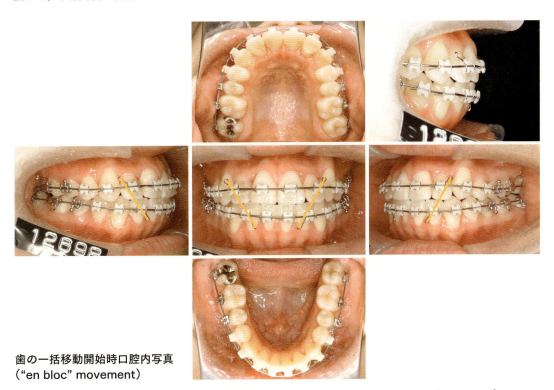

歯の一括移動開始時口腔内写真
("en bloc" movement)

メインアーチは上下顎ともに.018×.022インチGUMMETAL Type 2ワイヤーで、45°のティップバックベンドおよび30°のアクティブトルクを入れる。前歯部へのアクティブトルクを確実にするため、上下顎側切歯間にアップアンドダウンゴム(3/16インチ、4.5オンス、黄線)を用いる。

CHAPTER 3　GUMMETALワイヤーの実技

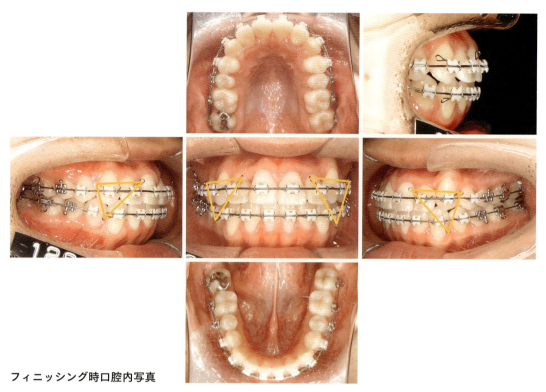

フィニッシング時口腔内写真

おおむね正しい歯軸が得られ、被蓋が改善した時点で、咬頭嵌合させるためにType 2ベンディングをリデュースしストレートに戻す。両側の上顎側切歯〜犬歯〜下顎側切歯間に三角ゴム（3/16インチ、4.5オンス）を用いている。最短で咬頭嵌合させるために、顎間ゴムの種類や向きは来院ごとに任意に変更する。

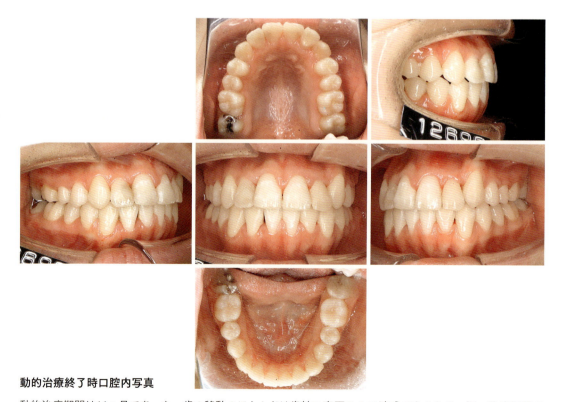

動的治療終了時口腔内写真

動的治療期間は11ヵ月であった。歯の移動のほとんどは歯軸の変更のみで達成できるため、短い治療期間でここまでの矯正歯科治療が可能となる。

Angle I 級［叢生、上下顎前突］

治療の検証

治療前後の比較（咬合面観）

初診時には上下顎小臼歯抜去が必須の症例に見えるが、歯列全体の一括アップライティングと大臼歯遠心回転（青破線は大臼歯中央溝を示し、歯が回転していることがわかる）および歯列の側方拡大（頬側アップライティング、矢印）により、十分スペースを獲得することができる。（左：初診時、右：動的治療終了時）

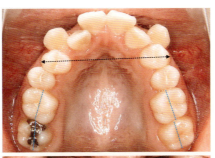
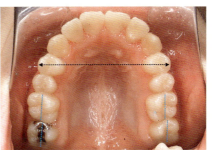
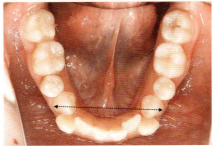
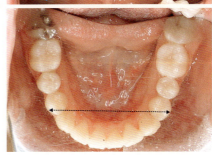

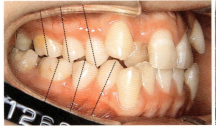
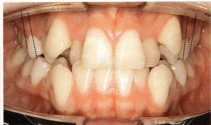
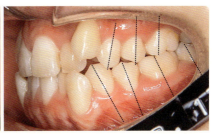

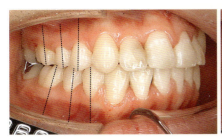
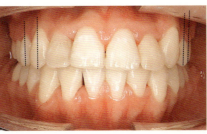
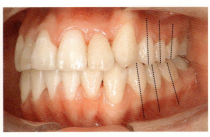

治療前後の比較（正面観・側面観）

側方歯群の遠心および頬側アップライティングにより、スペースの獲得がなされていることがわかる。
（上段：初診時、下段：動的治療終了時）

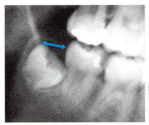
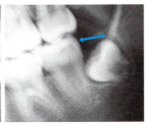
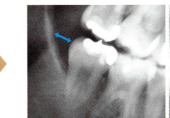
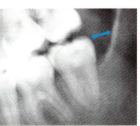

治療前後の比較（パノラマエックス線写真から大臼歯部を拡大）

第三大臼歯抜去で生じたスペースに、側方歯群が一括で遠心移動したことがわかる。（左：初診時、右：動的治療終了時）

CHAPTER 3　GUMMETALワイヤーの実技

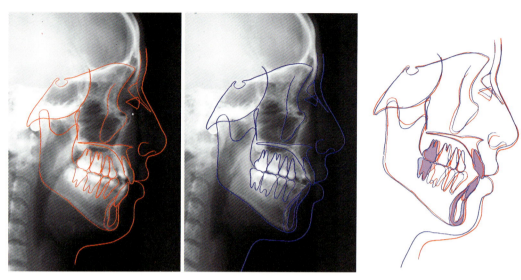

治療前後の比較（セファログラム・セファロトレース）
顎位の変化はほとんどなく、前歯のフレアーアウトも完全に抑制されている。（左：術前セファログラムとトレース、中：術後セファログラムとトレース、右：術前後のセファロトレース重ね合わせ）

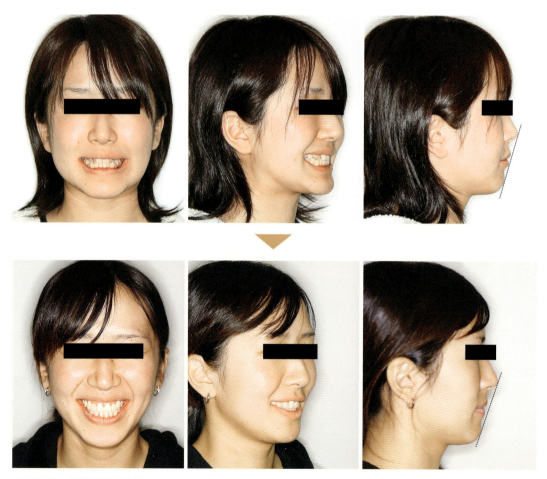

治療前後の比較（顔貌写真）
叢生の解消により自然なスマイルが得られ、前歯のトルクコントロールによって側貌のイメージが改善していることがわかる。

2. 開咬
Openbite

前歯部では叢生や捻転などの水平的な位置異常として現れるディスクレパンシーは、臼歯部では歯が積み重なるように垂直的な位置異常として顕在化します。その結果、押し出されるように過萌出した大臼歯の惹起する機能障害が下顎を後方回転させ、前歯部開咬が成立します。したがって、開咬の治療はすべての原因である臼歯部ディスクレパンシーを解消したのち、咬合平面を変更して下顎をクロージングローテーションさせるという手順をふみます。

開咬の治療様式

歯の移動	上下顎ともに大臼歯部をアップライティングすると同時に圧下する。ただし前歯の挺出を可及的に抑止することが大切である
咬合平面の変更	咬合平面前方部の変化は抑制し、後方部を圧下する
顎位の変更	大臼歯部の圧下による下顎のクロージングローテーションを図る
メインアーチ	原則的に、上下顎ともに.018×.022インチGUMMETAL Type1ワイヤーを使用し、60°程度の強いティップバックベンド、45°のアクティブトルクを施す
顎間ゴム	前歯部にアップアンドダウンゴム（原則として3/16インチ、4.5オンス）を使用して、前歯に対する圧下力とフレアーアウトをキャンセルする

開咬の成りたち

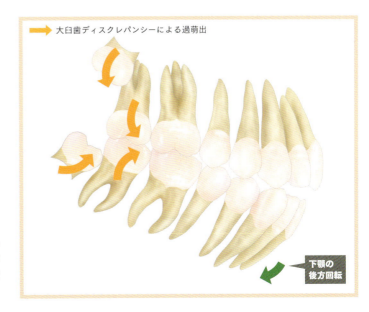

図11 開咬の原因は、臼歯部のディスクレパンシーにある。大臼歯部の機能障害が下顎の後方回転を惹起し、開咬となる。したがって、前歯部を挺出させる力系を決してとってはならない。

CHAPTER 3 GUMMETALワイヤーの実技

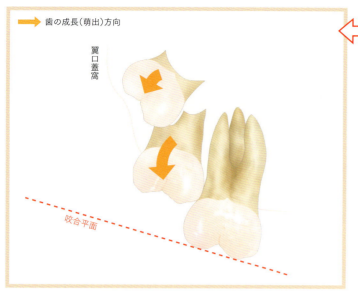
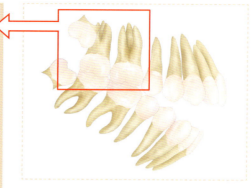

図12 大臼歯部の機能障害が起こるまで。
上顎骨大臼歯部の容積(第一大臼歯から翼口蓋窩までの長さ)が不足している場合、ディスクレパンシーは第一〜第三大臼歯が積み重なったような像を呈する。

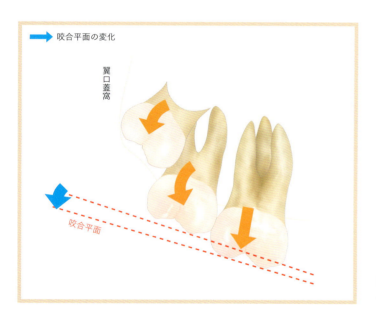

図13 第二、第三大臼歯の成長が第一大臼歯を過萌出させる。

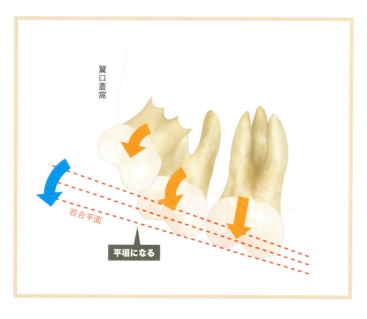

図14 大臼歯の過萌出により上顎咬合平面が次第に平坦化する。

治療手順

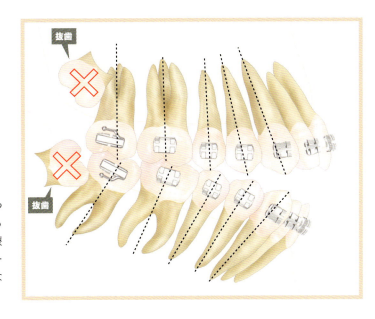

図15 開咬症例は、Angle Ⅰ級・Ⅱ級・Ⅲ級の分類を問わず、いずれも大臼歯部のディスクレパンシーとそれにともなう歯列全体の近心傾斜が著しい。したがって、動的治療開始に先立って第三大臼歯を抜去し、ディスクレパンシーを解消すると同時に歯列弓最後方に臼歯部の圧下をともなうアップライティングのためのスペースを作る。

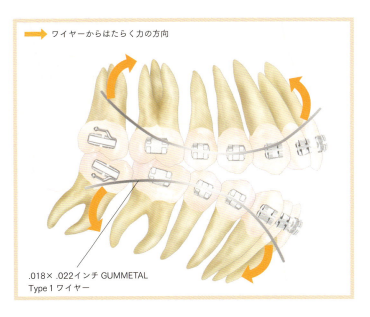

図16 レベリング終了後、.018×.022インチ GUMMETAL Type1ワイヤーをメインアーチに、60°程度の強いティップバックベンドと45°程度のアクティブトルクを加え、大臼歯部の圧下をともなうアップライティングを図る。この大臼歯に対する力は、前歯にも等分に作用することになる。なお、ラウンドワイヤーを用いるレベリング時にアップアンドダウンゴムを使用すると、前歯部をいたずらに挺出させるだけなので決して適用してはならない。

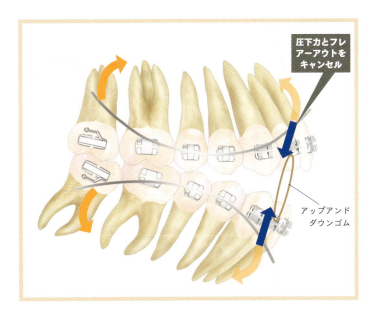

図17 前歯部にかかる圧下力、およびフレアーアウトをキャンセルする目的で前歯部にアップアンドダウンゴム（3/16インチ、3.5～4.5オンス）を付加する。この顎間ゴムは決して前歯を挺出させるためのものではないため、原則的に6オンス以上の強すぎる顎間ゴムを使ってはならない。

CHAPTER 3　GUMMETALワイヤーの実技

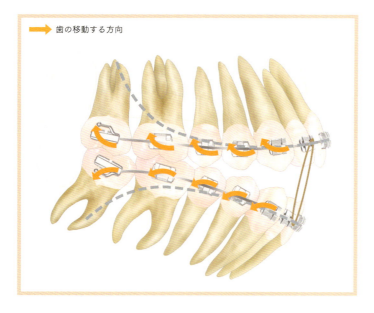

図18　破線は強くアクティベートされた後ブラケットに装着される前のワイヤーの形態、実線はブラケットに装着された後の形態を示す。GUMMETALメインアーチの発揮する力と顎間ゴムの力があいまって、歯列全体を矢印の方向に一括移動する。顎間ゴムの使用はこの力系にとって必須であるため、患者に重要性をよく理解させ、患者と術者との緊密な協力関係を構築することが重要である。

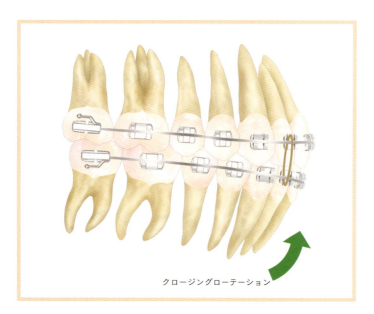

図19　切端咬合まで被蓋が改善した時点でセファログラムを撮影し、下顎のクロージングローテーションが達成できているかを確認する。必要に応じて顎間ゴムの強さや方向、ティップバックベンドの強さを調節する。

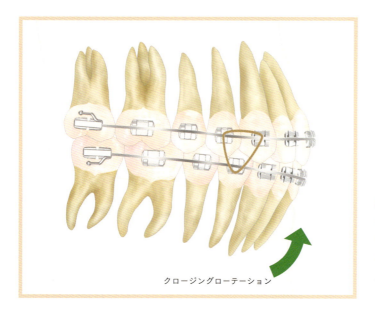

図20　前歯部被蓋が改善したのち、バーティカルコントロールのためのベンディングをリデュースして咬頭嵌合を図る。必要に応じて任意の位置に顎間ゴムを使用する（図は一例）。開咬治療では若干の後戻りが避けがたいため、上顎前歯の切端が下顎前歯のブラケットに当たる程度の、やや過蓋咬合の状態にするよう心掛ける。

開咬

実際の適用例 | Openbite

治療経過

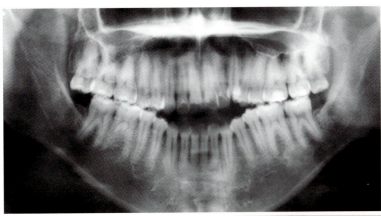
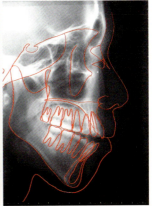
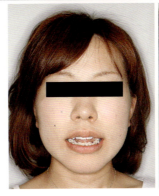
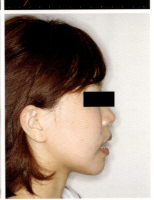

初診時パノラマエックス線写真、セファログラム・セファロトレース、顔貌写真

患者は23歳0ヵ月の女性。強いドリコ型の骨格形態で、一般的には外科的解決が考慮されると思われる。左側犬歯が完全に唇側転位しているが、側方歯群の近心傾斜が顕著であるため、アップライティングにより容易にスペースを得ることができる。

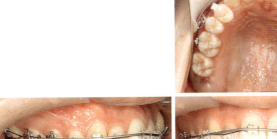
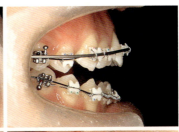
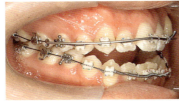
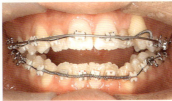
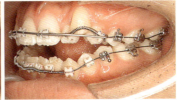
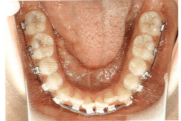

レベリング装置装着時 口腔内写真

上下顎ともにφ.016インチ NiTi ラウンドワイヤーにオープンコイル、上顎にφ.036インチの GUMMETAL オーバーレイアーチを付加する。NiTi ワイヤー使用時のアップアンドダウンゴムは、不要な前歯の挺出を惹起するため決して使用してはならない。

CHAPTER 3　GUMMETALワイヤーの実技

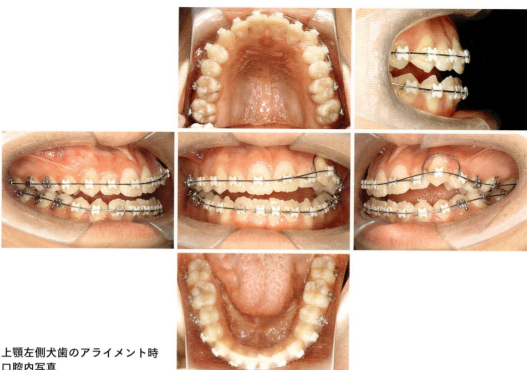

上顎左側犬歯のアライメント時口腔内写真

上顎左側犬歯部にオープニングセクショナルワイヤー(.018×.022インチのGUMMETALワイヤー)をオーバーレイにし、迅速なアライメントを図る。

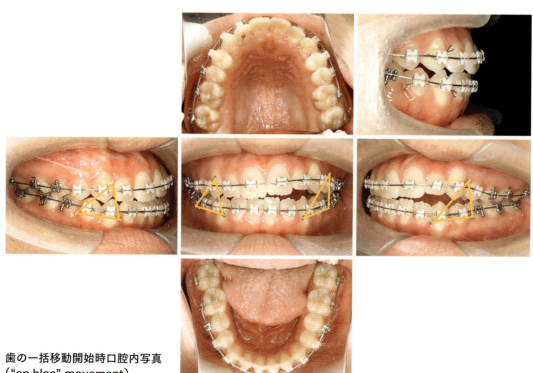

歯の一括移動開始時口腔内写真
("en bloc" movement)

上下顎ともに.018×.022インチGUMMETAL Type 1ワイヤーに60°のティップバックベンドと45°のアクティブトルクを施し、バーティカルコントロールを開始する。ここでは、両側の上顎犬歯〜下顎犬歯・第二小臼歯間にアップアンドダウンゴム(3/16インチ、4.5オンス)を使用している。

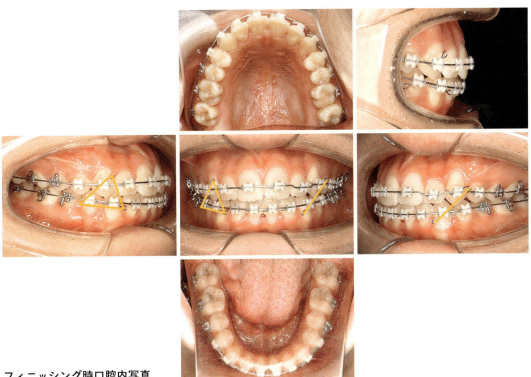

フィニッシング時口腔内写真

被蓋が改善した時点で上下顎ともに Type 1 ベンディングをリデュースし、咬頭嵌合を図る。また顎間ゴムを適宜必要な箇所に使用する（この時点での顎間ゴム[3/16インチ、4.5オンス]は左側が三角、右側はアップアンドダウン）。

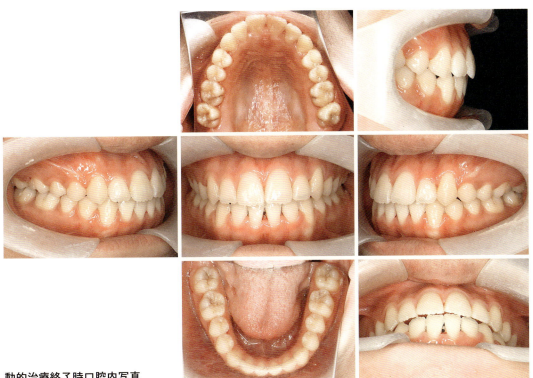

動的治療終了時口腔内写真

動的治療期間は10ヵ月であった。

治療の検証

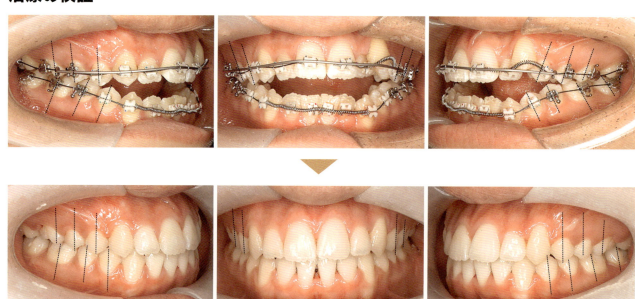

治療前後の比較（正面観・側面観）
側方歯群の遠心アップライティングおよび頬側アップライティングによって、スペースの獲得がなされている。
（上段：初診時、下段：動的治療終了時）

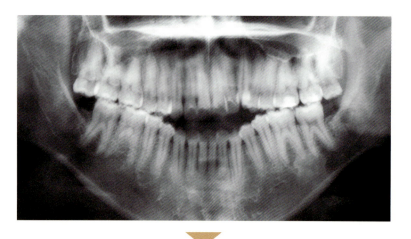

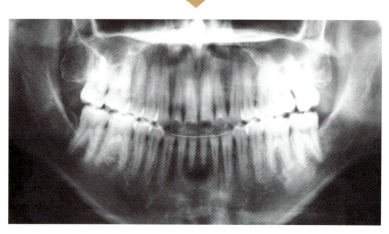

治療前後の比較（パノラマエックス線写真）
側方歯群が一括してアップライトし、パラレライズしている。

開咬

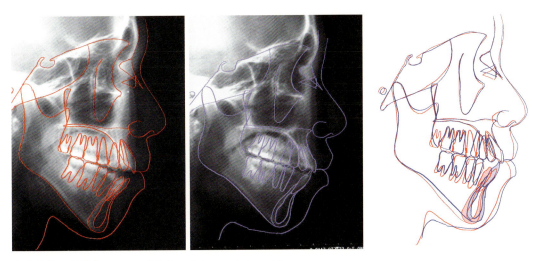

治療前後の比較(セファログラム・セファロトレース)
主に上顎大臼歯部を圧下して下顎のクロージングローテーションを導き、正常な被蓋を獲得している。
(左:術前セファログラムとトレース、中:術後セファログラムとトレース、右:術前後のセファロトレース重ね合わせ)

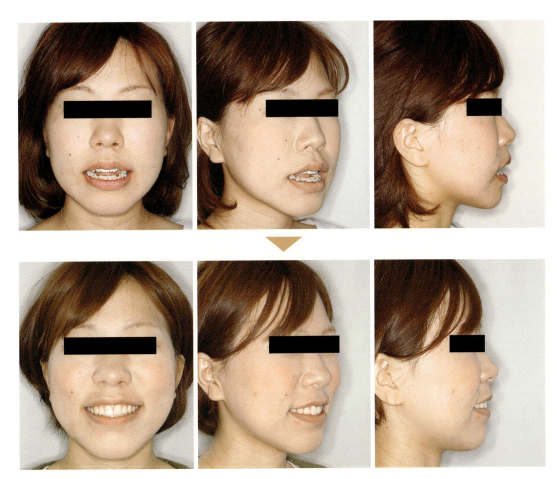

治療前後の比較(顔貌写真)
被蓋の改善により、自然なスマイルが獲得できた。

3. Angle II 級 1 類
Angle Class II division 1

「Angle II 級は上顎前突ではない」、これが Angle II 級を理解するうえで最も重要な概念です。「上顎前突」という名称はどうしても上顎の過成長ないし前方位をイメージさせますが、現実には成因を考えても下顎の後方位がその本態であり、Angle の定義のとおり「下顎遠心咬合であって決して上顎近心咬合ではない」のです。したがって Angle II 級 1 類に対する治療は、下顎の前方誘導をいかに達成し、長期安定を確立するかを考えることが主眼になります。

Angle II 級 1 類の治療様式

歯の移動	上顎歯列全体のアップライティングと遠心移動、下顎前歯の圧下を行う
咬合平面の変更	急傾斜の咬合平面を平坦化する
顎位の変更	咬合平面の平坦化により下顎全体の前方誘導を図る
メインアーチ	原則的に、上顎には .018×.022 インチ GUMMETAL Type 2 ワイヤー、下顎には同 Type 1 ワイヤーを使用するが、前歯リトラクトを要する場合は、下顎も Type 2 に改変してもよい
顎間ゴム	下顎歯列の中間部を始点とする II 級ゴム（3/16 インチ、4.5 オンス）を使用する

治療手順

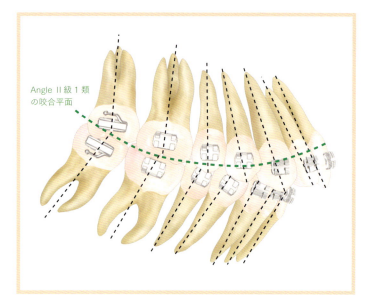

Angle II 級 1 類
の咬合平面

図21　Angle II 級 1 類では、上下顎ともに歯列全体の近心傾斜をともなうことが多い。上顎臼歯部の咬合高径不足と、下顎歯列の強いスピー湾曲をともなう前歯部の機能障害が、下顎全体を後方誘導している。

図22 下顎歯列弓の改善を先行して咬合挙上を図る。下顎歯列を一塊としてアップライティングすると同時に、前歯部をボディリー(フレアーアウトなしに歯体移動で)に圧下する。通常は45°程度のティップバックベンドを付与したType 1ベンディングのメインアーチワイヤー(.018×.022インチ GUMMETAL ワイヤー)を使用するが、前歯軸の唇側傾斜がある場合は、Type 2ベンディングに改変してもよい。

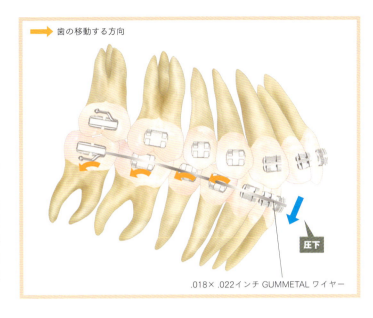

図23 十分な咬合挙上を達成したのち、上顎のリトラクトを開始する。45°程度のティップバックベンドとワイヤー全体に30°程度のアクティブトルクを付与したメインアーチワイヤー(.018×.022インチ GUMMETAL Type 2 ワイヤー)をセットし、II級ゴムの使用を開始する。その際、下顎大臼歯を起点にすると、顎間ゴムの力のうち垂直な分力(ベクトル)のため挺出し、下顎を後方回転させることがあるため、下顎小臼歯部(歯列の中間付近)から上顎犬歯や上顎側切歯付近にかけるようにする。

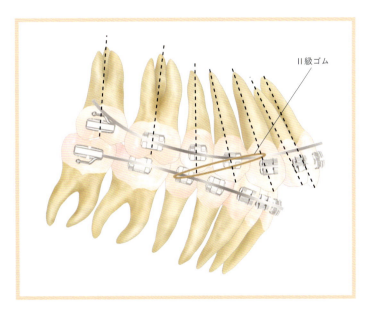

図24 上顎歯列全体を一塊としてアップライティングする。側方歯群のアップライティングにともなうボート漕ぎ効果(12ページ参照)と、前歯部のアクティブトルク、そしてII級ゴムの効果で前歯をリトラクトすることができる。

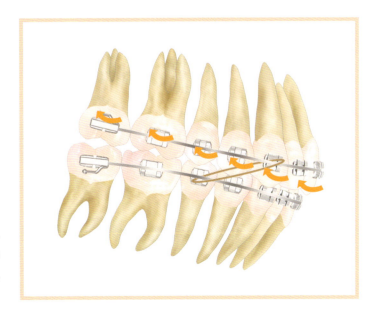

CHAPTER 3　GUMMETALワイヤーの実技

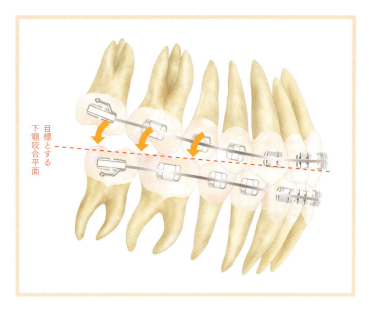

図25　下顎歯列のスピー湾曲はすでに平坦化されているため、上顎歯列のリトラクトにともないしばしば臼歯部が開咬状態を呈することがある。上顎のType 2ベンディングをリデュース（曲げ戻し）して、下顎歯列に適合させる。

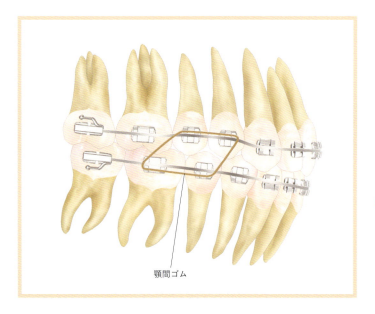

図26　上顎歯列を平坦化して、下顎歯列にフィットするよう咬頭嵌合を図る。フィニッシング時は上下顎メインアーチをリデュースして咬頭嵌合を図る。必要に応じ使用する顎間ゴムと、アップライティングの過程で生じた歯間スペースを利用して、迅速に咬頭嵌合を達成することができる。

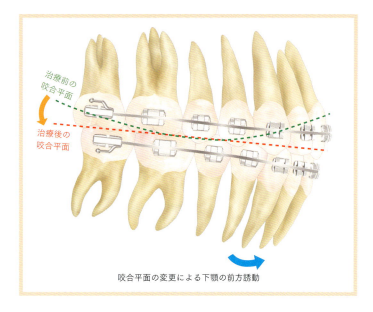

図27　咬合平面は緑破線（治療前）から赤破線（治療後）のように変更され、下顎全体を前方にアダプトさせる。本法では、「上顎歯列全体のボート漕ぎ効果による遠心移動」「下顎を後方誘導していた機能障害の除去」「咬合平面の変更による下顎の前方誘導と咬合の安定化」の3つがあいまってI級関係を獲得することができる。

実際の適用例 1 | Angle Class II division 1

治療経過

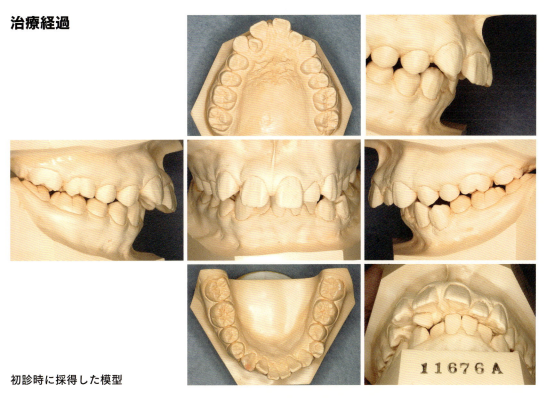

初診時に採得した模型

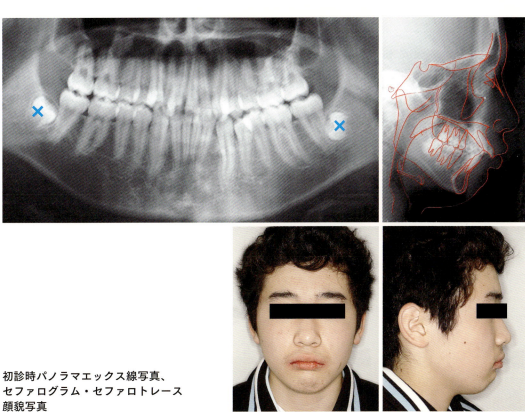

初診時パノラマエックス線写真、
セファログラム・セファロトレース
顔貌写真

患者は14歳6ヵ月の男性。軽度の叢生もあるが、上顎右側側切歯の舌側転位による機能障害によって下顎が後方誘導されていることがわかる。下顎第三大臼歯は、両側とも装置の装着に先立ち抜歯する。

CHAPTER 3　GUMMETALワイヤーの実技

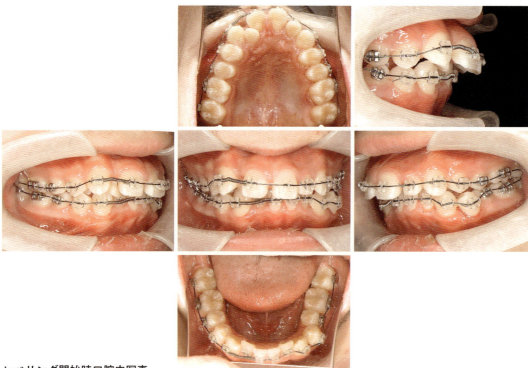

レベリング開始時口腔内写真

上下顎ともに、φ.016インチ NiTi ラウンドワイヤーにオープンコイルを付加してレベリングを開始する。

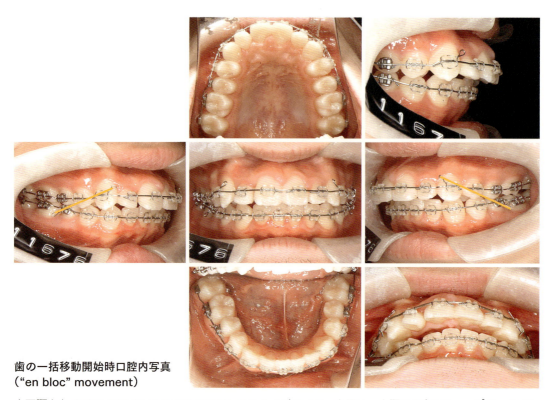

歯の一括移動開始時口腔内写真
（"en bloc" movement）

上下顎とも .018×.022インチの GUMMETAL フルサイズワイヤーを用い、上顎は45°のティップバックベンドと前歯リトラクトのためアーチ全体に30°のアクティブトルクを入れた Type 2 ベンディング、前歯リトラクトが不要な下顎のワイヤーには45°のティップバックベンドと30°のアクティブトルクの Type 1 ベンディングを施す。両側の上顎犬歯〜下顎第二小臼歯にⅡ級ゴム（3/16インチ、4.5オンス）を掛ける（大臼歯を起点とするⅡ級ゴムは、しばしば大臼歯を挺出させ意図しない下顎後方回転を引き起こすため使用しない）。

Angle II 級 1 類

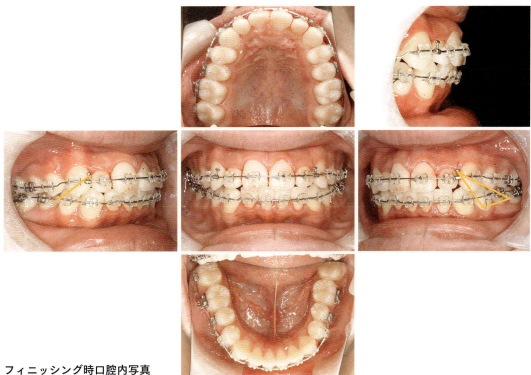

フィニッシング時口腔内写真

咬合挙上や機能障害の除去を達成しI級関係が得られたため、ベンディングをリデュースしてストレートに戻し、咬頭嵌合を図る。写真では上顎右側犬歯〜下顎右側第一小臼歯、上顎左側犬歯〜下顎左側犬歯・第二小臼歯にかけての顎間ゴム（3/16インチ、4.5オンス）を使用しているが、来院時の状況に応じ種類や位置を変更する。

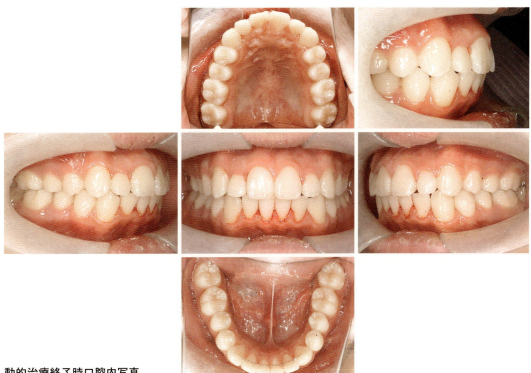

動的治療終了時口腔内写真

治療期間は1年3ヵ月であった。中学生の時期は特に協力が得られにくいことが多く、本症例も顎間ゴム掛けやブラッシングが不良であったため、歯肉炎が発症するなどして比較的長い治療期間を要した。

治療の検証

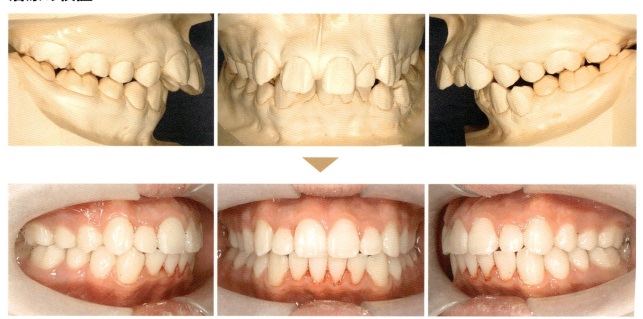

治療前後の比較（正面観・側面観）
前歯部の機能障害除去と咬合平面の変更により顎位が改善し、Ⅰ級関係を獲得している。術前の側方歯近心傾斜がわずかであるため、目に見える歯軸変更は少ない。（上段：初診時採取模型　下段：動的治療終了時）

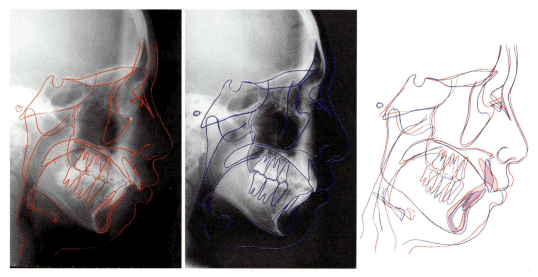

治療前後の比較（セファログラム・セファロトレース）
前歯部の機能障害の除去と咬合平面の変更により、顎位が改善されていることがわかる。上顎の中切歯も十分リトラクトされている。（左：術前セファログラムとトレース、中：術後セファログラムとトレース、右：術前後のセファロトレース重ね合わせ）

Angle II級 1類

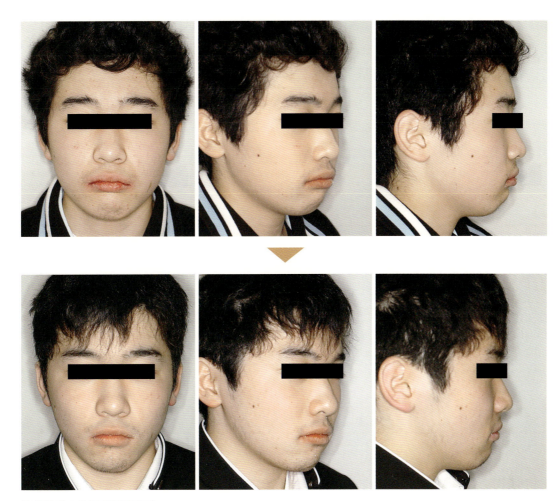

治療前後の比較（顔貌写真）

顎位の改善により、口唇閉鎖時のオトガイ部の緊張が解消している。
（上段：初診時　下段：動的治療終了時）

実際の適用例2 ｜ FROSCH appliance for Angle Class II division 1

主に混合歯列期の咬合平面改変と顎位改善を目的として考案したFROSCHアプライアンス（25ページ図10）は、永久歯列であっても思春期（16歳程度）を限度として有効です。本項では、強いブレーキー型のAngle II級1類に対し、咬合挙上と同時に可及的にI級関係を獲得することによってマルチブラケッ

治療経過

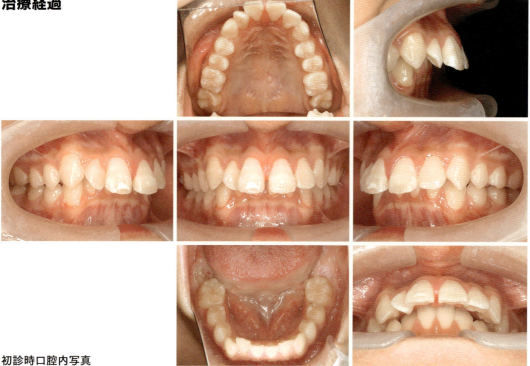

初診時口腔内写真

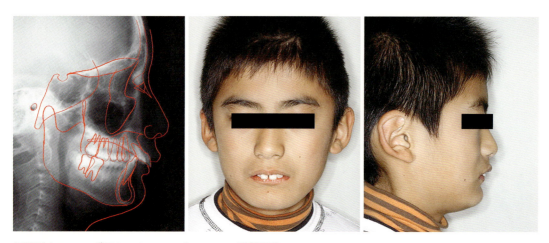

初診時セファログラム、セファロトレース、顔貌写真

患者は12歳2ヵ月の男性。上顎前歯の唇側傾斜と著しい過蓋咬合で口唇閉鎖が困難である。強いスピー湾曲と機能障害から下顎が後方に誘導されている。写真からは上顎骨に過成長など問題があるような印象を受けるが、実際には下顎の強い機能的後方位であるため、いかに効率的に機能障害を除去するかが治療の眼目である。

ト装着期間を短縮するという目的で、FROSCHアプライアンスを適用した症例を紹介します。

骨格的要因が強く、とりわけブレーキー型のケースは咬合挙上に手間取り、しばしば治療期間が長期化します。そこで、あえてマルチブラケットの装着に先立ちFROSCHアプライアンスを適用しました。

FROSCHアプライアンス装着時口腔内写真

FROSCHアプライアンスは構成咬合位で製作する。咬合時には、太いGUMMETALワイヤーがたわんで前歯部に圧下力がかかる。なお患者には、毎日睡眠時に必ず装置を装着するように指示した。

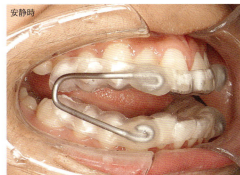 安静時
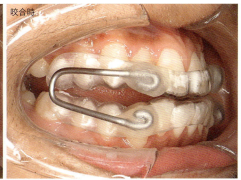 咬合時

治療開始前

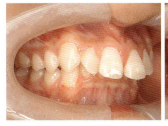 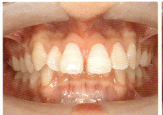 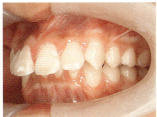 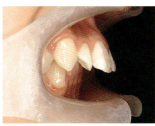

装着後2ヵ月

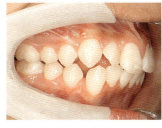 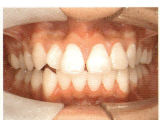 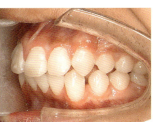 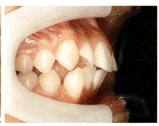

装着後4ヵ月

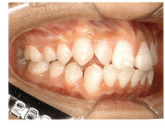 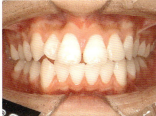 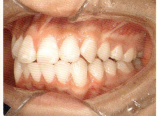 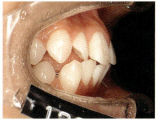

FROSCHアプライアンス使用経過

写真はアプライアンスの使用終了時点のもの。約4ヵ月で咬合挙上が達成され、I級関係を獲得した。FROSCHアプライアンスの使用により、軽度のAngle I級叢生症例としてマルチブラケット治療を開始することができる。

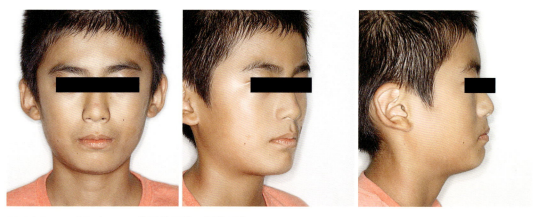

FROSCHアプライアンス使用終了時の顔貌写真

側貌のバランスは一気に改善した。変化が非常に速い（治療期間約4ヵ月）ために、口唇閉鎖がやや不自然である。

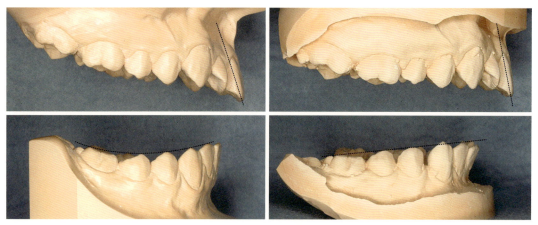

FROSCHアプライアンス使用による変化（顎模型による比較）

下顎歯列の強いスピー湾曲が平坦化している。上顎前歯は若干リトラクトされているが、反作用で下顎前歯が唇側傾斜した。

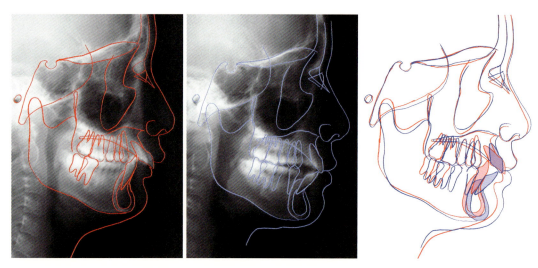

FROSCHアプライアンス使用前後の比較（セファログラム・セファロトレース）

下顎のアダプテーションは十分であるが、下顎前歯も唇側傾斜した。

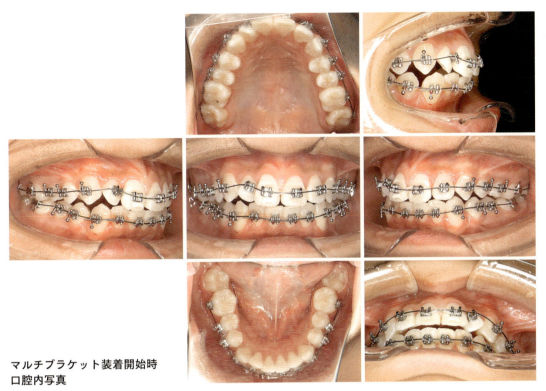

マルチブラケット装着開始時口腔内写真

FROSCH アプライアンス使用開始から4ヵ月（71ページ参照）で当初の目的（咬合挙上、機能障害の除去、Ⅰ級関係の獲得）を達成したため、マルチブラケット治療に移行した。上下顎ともφ.016インチ NiTi ワイヤーでレベリングを開始した。従来の強いブレーキー型Ⅱ級症例治療に比べて咬合挙上が大幅に効率化している。

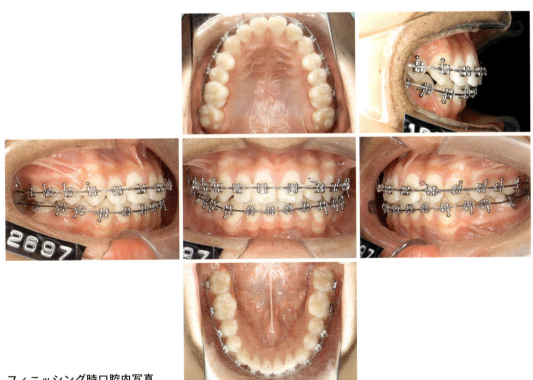

フィニッシング時口腔内写真

FROSCH アプライアンス使用開始から8ヵ月（マルチブラケット使用開始から4ヵ月）で、フィニッシングに入ることができた。.018×.022インチ GUMMETAL ストレートワイヤーに替え、咬頭嵌合を図る。

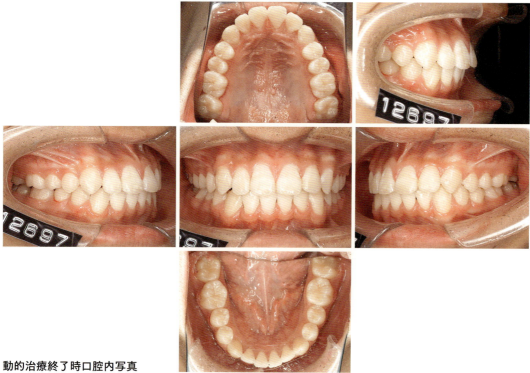

動的治療終了時口腔内写真

FROSCHアプライアンスを含めた治療期間は1年であった。大臼歯のⅠ級関係、咬頭嵌合など、機能的咬合が達成されている。

治療の検証

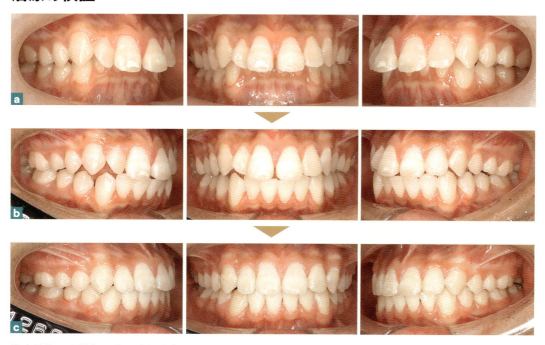

治療前後の比較（正面観・側面観）

咬合挙上、機能障害除去、Ⅰ級関係の獲得など治療の大部分は4ヵ月のFROSCHアプライアンス使用で達成され、マルチブラケット治療はGUMMETALストレートワイヤーによるフィニッシングのみだったため、短期間に動的治療を終えた。（**a**：初診時　**b**：FROSCHアプライアンス使用終了時　**c**：動的治療終了時）

Angle Ⅱ級 1類

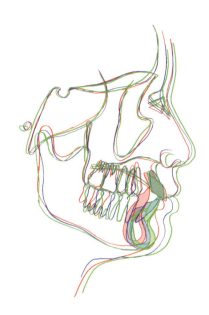

セファロトレースの重ね合わせ

咬合平面の改変にともなって、下顎の著しいアダプテーションが認められる。顔貌の印象は顕著に改善したが、術前に突出が著しかった上顎中切歯はトルクコントロールのみがなされ、積極的にリトラクトしていないことに注意。

赤：初診時
青：FROSCHアプライアンス使用終了時
緑：動的治療終了時

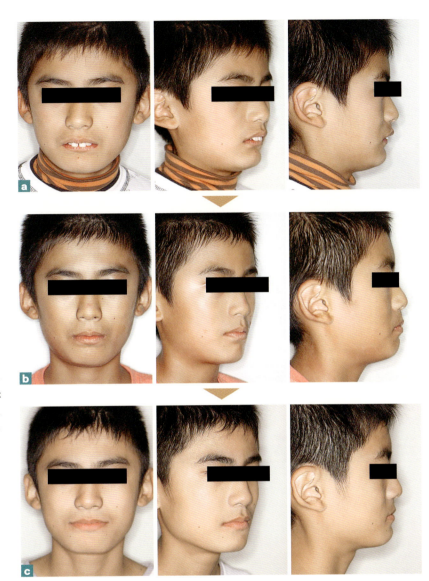

治療前後の比較（顔貌写真）

治療を通じて顔貌の印象は顕著に改善した。
（**a**：初診時　**b**：FROSCHアプライアンス使用終了時　**c**：動的治療終了時）

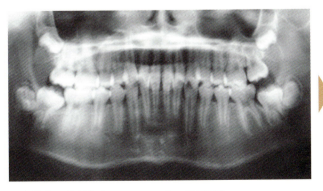
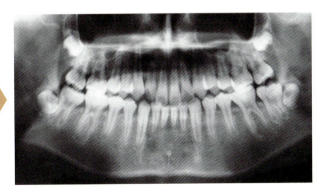

治療前後の比較（パノラマエックス線写真）

強いスピー湾曲が平坦化している上下顎第三大臼歯は、将来抜去する予定。

4. Angle II級 2類
Angle Class II division 2

不正咬合に機能障害の要素が強いほど、それを除去するだけで顕著な治療効果が上がる傾向があります。とりわけAngle II級2類は、ほとんどの症例で見られる下顎前歯の強い咬耗から推察されるとおり、上顎前歯の舌側傾斜と過蓋咬合にともなう強い咬合干渉による下顎の後方位が特徴です。通常この場合、「咬合挙上」「上顎前歯軸の改善」「咬合平面の平坦化」の3つを同時進行させることで、自動的にⅠ級関係を得られます。ただAngle II級2類症例の多くがブレーキータイプで咬合力が強く、バイトオープニングに長時間を費やすことも多いようです。

Angle II級2類の治療様式

歯の移動	上顎前歯の唇側傾斜と圧下、下顎前歯の圧下を行う
咬合平面の変更	急傾斜の咬合平面を平坦化する
顎位の変更	前歯部機能障害の解消と咬合平面の平坦化により、下顎全体の前方誘導を図る
メインアーチ	原則的に、上下顎ともに.018×.022インチ GUMMETAL Type 1 ワイヤーを使用する
顎間ゴム	下顎歯列の中間部を始点とするII級ゴム（3/16インチ、4.5オンス）を使用する

治療手順

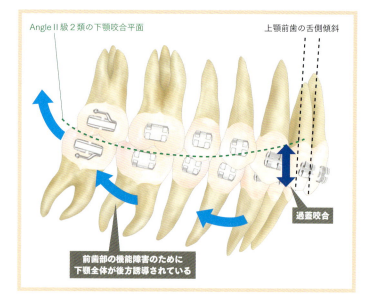

図28　Angle II級2類は、「過蓋咬合」「上顎前歯の舌側傾斜」「臼歯部の咬合高径不足」の3つの機能障害があいまって下顎全体が後方へ誘導された状態であるため、治療には下顎前歯部の圧下、上顎前歯部の唇側傾斜、下顎全体の前方移動が必要となる。

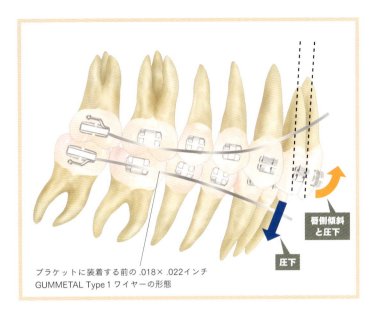

図29 ワイヤーを臼歯部のみに装着した状態を示す。上下顎ともにメインアーチに .018×.022インチ GUMMETAL Type 1 ワイヤーを使用するが、必要に応じて上顎前歯部には通常とは逆の唇側トルクを付加し、機能障害を除去する。下顎に使用するメインアーチ（.018×.022インチ GUMMETAL Type 1 ワイヤー）には60°程度の強めのティップバックベンドを加えて、側方歯群のアップライティングと前歯部のボディリーな圧下を図る。

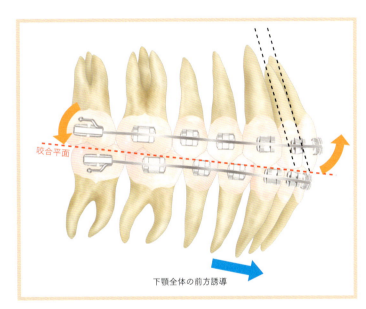

図30 成人症例を含め、ほとんどの Angle II 級 2 類症例は機能障害の除去にともなって自動的に I 級関係が得られるため、咬合挙上さえ順調に達成できれば迅速に動的治療を終えることができる。

実際の適用例 | Angle Class II : division 2

治療経過

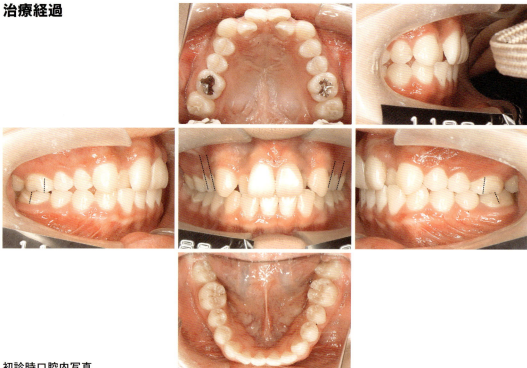

初診時口腔内写真

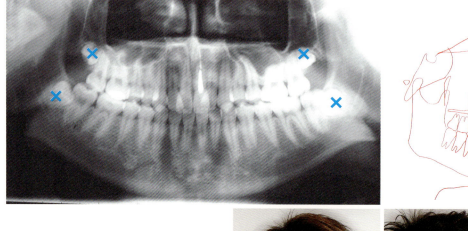

初診時パノラマエックス線写真、
セファロトレース、顔貌写真

患者は20歳1ヵ月の男性。上顎前歯の舌側傾斜、上顎両側側切歯の舌側転位、上顎側方歯群には舌側傾斜がみられる(口腔内写真の点線は歯軸)。また第三大臼歯は上下顎・両側とも時期を見計って抜歯することとした。

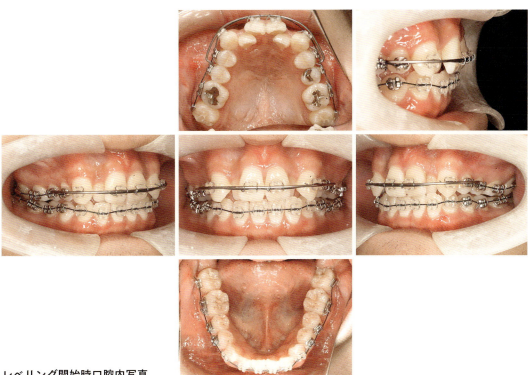

レベリング開始時口腔内写真

上下顎ともにφ.016インチ NiTi ラウンドワイヤーを使用し、上顎小臼歯部には .032インチ GUMMETAL オーバーレイアーチを付加した。

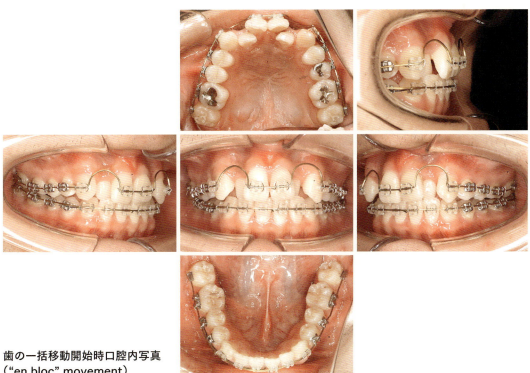

歯の一括移動開始時口腔内写真
("en bloc" movement)

上下顎ともに、メインアーチに .018×.022インチ GUMMETAL Type 1 ワイヤーを用いた。上顎両側側切歯部は、オープニングループを曲げこんだスペース作りと中切歯の唇側移動による歯軸改善を図る。

CHAPTER 3　GUMMETALワイヤーの実技

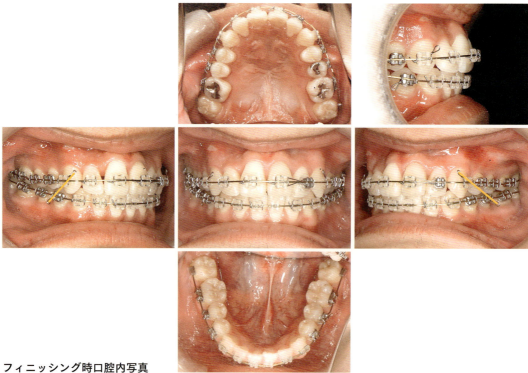

フィニッシング時口腔内写真

上顎中切歯歯軸の改善と咬合平面の変更でⅠ級の顎位が得られたため、ベンディングを緩めて咬頭嵌合を図る。写真では両側の上顎犬歯〜下顎第一小臼歯に顎間ゴム（3/16インチ、4.5オンス）を使用している。

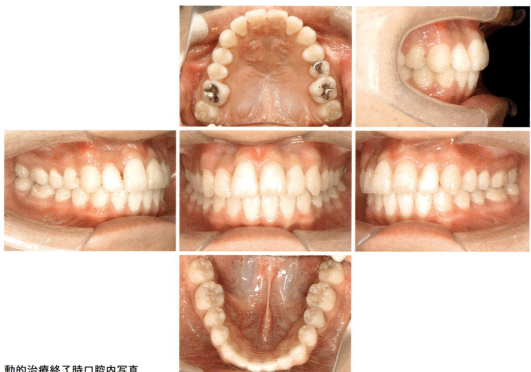

動的治療終了時口腔内写真

治療期間は10ヵ月であった。なお術後4年が経過後の観察でも、Ⅰ級の咬合関係を維持している。

治療の検証

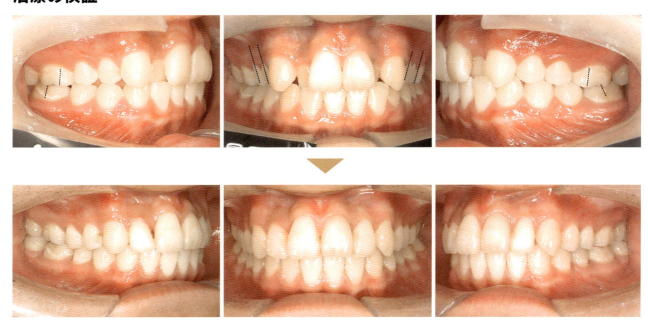

治療前後の比較（正面観・側面観）

顎位の改善により、Ⅰ級関係を獲得できていることがわかる。
（上段：初診時 下段：動的治療終了時）

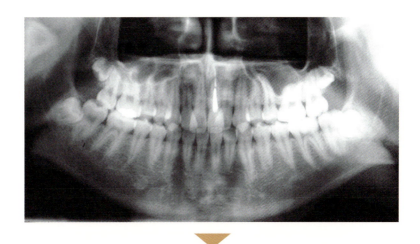

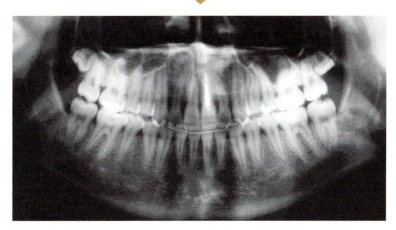

治療前後の比較（パノラマエックス線写真）

Ⅰ級関係の獲得と咬合嵌合がパノラマエックス線写真からもわかる。なお、時期を見て上顎両側第三大臼歯を抜歯した。
（上段：初診時 下段：動的治療終了時）

CHAPTER 3 GUMMETALワイヤーの実技

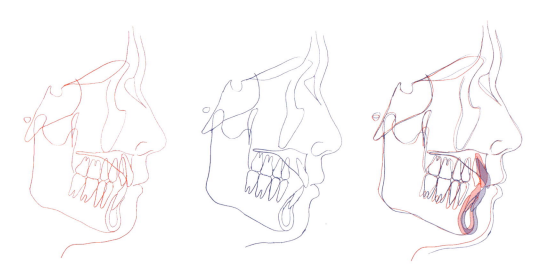

治療前後の比較（セファロトレース、セファロトレースの重ね合わせ）

本症例は成人症例であるが、咬合平面の変更で顎位の改善は十分可能であることがわかる。
（左：術前セファロトレース、中：術後セファロトレース、右：術前後のセファロトレース重ね合わせ）

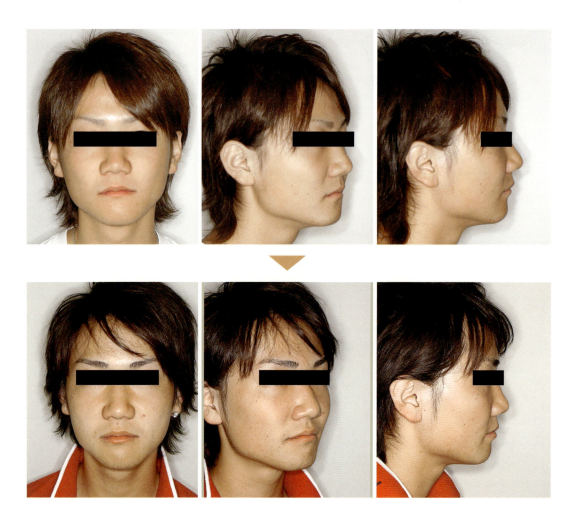

治療前後の比較（顔貌写真）

前歯軸の改善（唇側傾斜）と顎位の改善で、顔貌の印象がかなり改善する。

5. Angle Ⅲ級
Angle Class Ⅲ

Angle Ⅲ級症例の大部分は、ⅡC（第一大臼歯・前歯萌出期）からⅢA（第一大臼歯・前歯萌出完了期）にかけての機能障害に起因する下顎の前方位（前方回転）が、思春期を経て増悪したものと解釈できます。骨格性要因が強くなるほど外科的解決の可能性が高まりますが、GUMMETAL ワイヤーを用いた「咬合平面の変更に基づく下顎全体の後方回転による Angle Ⅲ級の改善」という手法を使うことで、外科的解決のボーダーラインを大幅に引き上げることが可能です。また歯の一括移動では下顎歯列を一塊とした歯の遠心移動、咬合平面の変更、下顎後方回転の3つを同時に実行するため、治療の進捗は極めて迅速です。

Angle Ⅲ級の治療様式

歯の移動	上顎歯列のアライメントとスタビライジングアーチによる一体化、下顎歯列全体の遠心アップライティング（遠心移動）を行う
咬合平面の変更	上顎歯列全体を前下方へ引いて挺出を促すことで咬合平面を下方へ移動する
顎位の変更	上顎咬合平面の変更により下顎後方回転を誘導する
メインアーチ	上顎にはフルサイズステンレスワイヤーあるいは.018×.025インチ程度の太めの GUMMETAL プレーンワイヤー、下顎には.018×.022インチ GUMMETAL Type 1 ワイヤーに45°程度のティップバックベンドと30°程度のアクティブトルクを施す
顎間ゴム	上顎小臼歯部から下顎前歯にⅢ級ゴム（3/16インチ 4.5〜6.5オンス）を使用する

治療手順

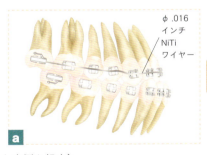

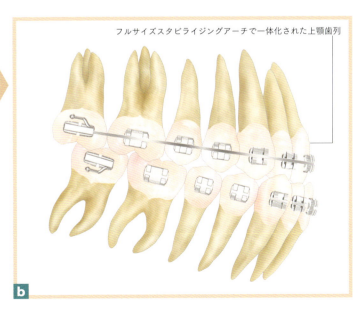

図31（解説は成人症例を想定）

下顎歯列を一括移動するための固定源とする目的で、上顎歯列のアライメントを先行する。φ.016インチ NiTi ワイヤーを用いて上顎前歯部をレベリングした後（**a**）、フルサイズの.018×.022インチ GUMMETAL ワイヤーあるいはステンレスワイヤーをフルサイズスタビライジングアーチとしてセットし、上顎歯列全体を一体化する（**b**）。レベリングの過程で前歯部被蓋の改善に着手してはならない。

CHAPTER 3　GUMMETALワイヤーの実技

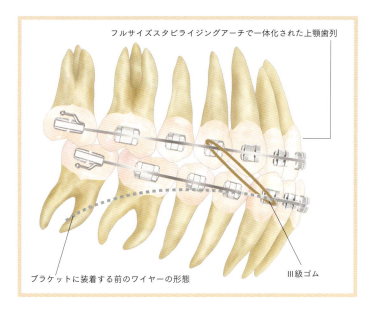

図32　メインアーチとして、.018×.022インチのGUMMETAL Type 1 ワイヤーに45°程度のティップバックベンドと30°程度のアクティブトルクを加えて下顎にセットし、顎間にはⅢ級ゴム（3/16インチ、4.5オンス）の装着を開始する。破線はアクティベートされた後、ブラケットに装着される前のワイヤーの形態、実線はブラケットに装着された後の形態を示す。上顎大臼歯部を挺出させないよう顎間ゴムの起点は上顎第二小臼歯か第一小臼歯とし、大臼歯には掛けない。

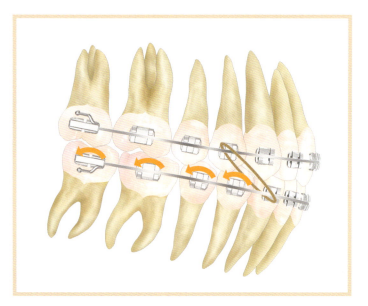

図33　下顎に装着したType 1ベンディングを付与したメインアーチの発揮する力とⅢ級ゴムの力が合わさり、下顎の側方歯群を一括してアップライティング（遠心移動）する。

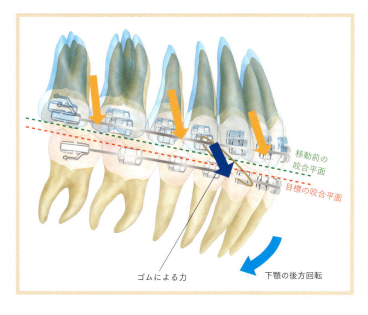

図34　Ⅲ級ゴムは、歯の移動と同時に上顎歯列全体を前下方に牽引するため、上顎の咬合平面が全体的に変化し、これによって下顎全体が後方回転する。

実際の適用例 | Angle Class III anterior crossbite

治療経過

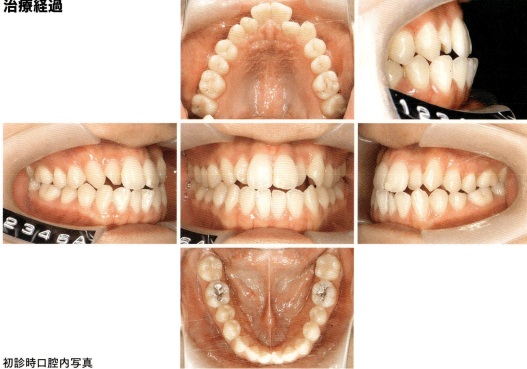

初診時口腔内写真

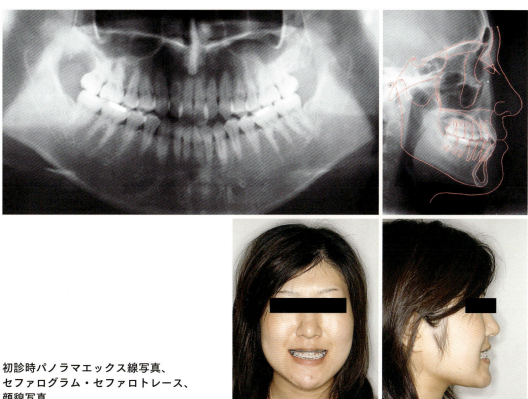

初診時パノラマエックス線写真、
セファログラム・セファロトレース、
顔貌写真

患者は22歳0ヵ月の女性。反対咬合だが、叢生はごく軽度である。

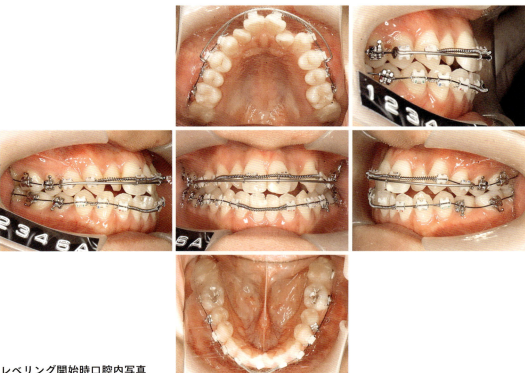

レベリング開始時口腔内写真

上下顎ともに、φ.016インチ NiTi ラウンドワイヤーにオープンコイルを付加する。上顎の側方歯群が舌側傾斜しているため、φ.032インチ GUMMETAL オーバーレイアーチを上顎に付与することで、上顎側方歯群の頬側へのアップライティングを図る。

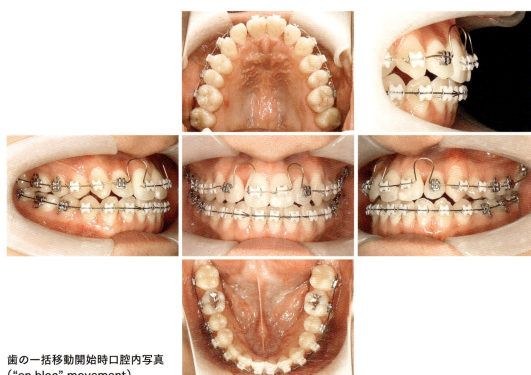

歯の一括移動開始時口腔内写真
（"en bloc" movement）

上顎はφ.018インチ GUMMETAL ラウンドワイヤーにオープニングループを設置するとともに、両側中切歯〜側切歯間にバーティカルループを付加し、側切歯をアライメントする。下顎はφ.016NiTi ワイヤーを使用する。

Angle Ⅲ級

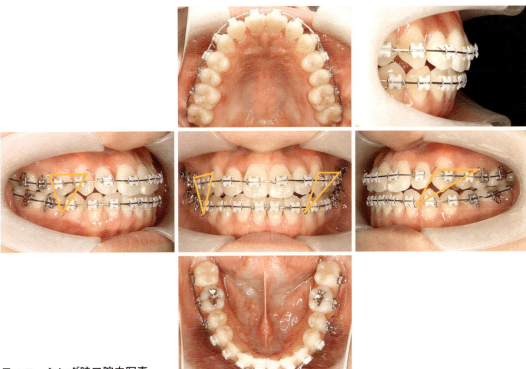

フィニッシング時口腔内写真

被蓋の改善後、上下顎ともにベンディングをリデュースして咬頭嵌合を図る。また、必要な箇所に顎間ゴム（3/16インチ、4.5オンス）を用いる。

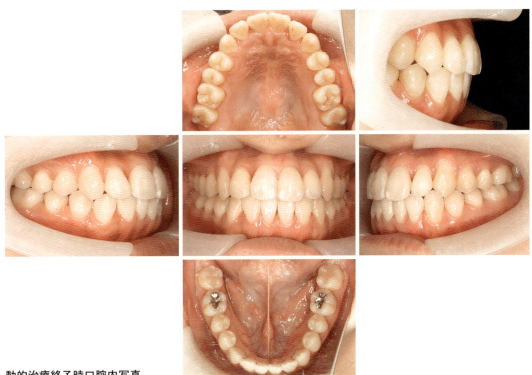

動的治療終了時口腔内写真

動的治療期間は6ヵ月であった。上顎咬合平面の変更による下顎の後方回転と、下顎歯列の遠心移動により被蓋が改善し、Ⅰ級関係を獲得することができた。

治療の検証

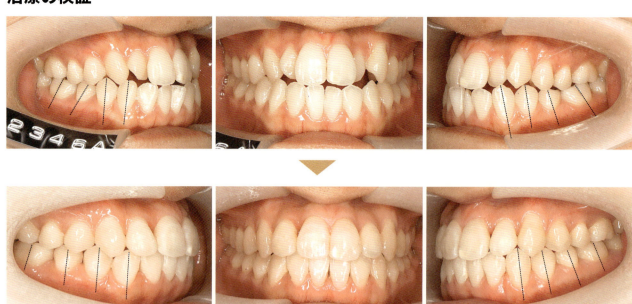

治療前後の比較（正面観・側面観）
上顎の咬合平面の変更による下顎の後方回転や下顎歯列の遠心移動により被蓋が改善し、Ⅰ級関係を獲得した。
（上段：初診時、下段：動的治療終了時）

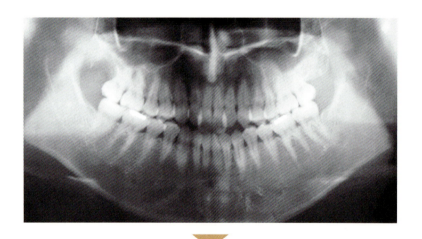

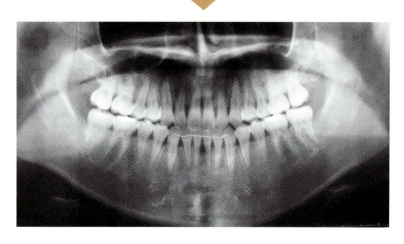

治療前後の比較（パノラマエックス線写真）

下顎歯列全体が平行に歯軸が整列され、側方歯群がアップライティングと同時に遠心移動していることがわかる。

Angle Ⅲ級

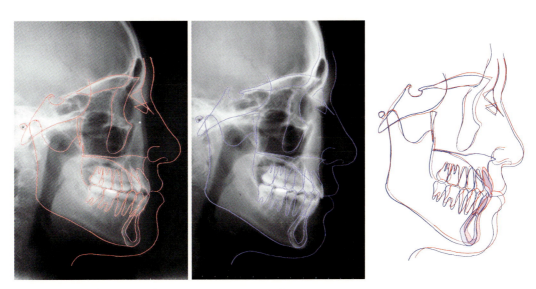

治療前後の比較（セファログラム・セファロトレース）

（左：術前セファログラムとトレース、中：術後セファログラムとトレース、右：術前後のセファロトレース重ね合わせ）

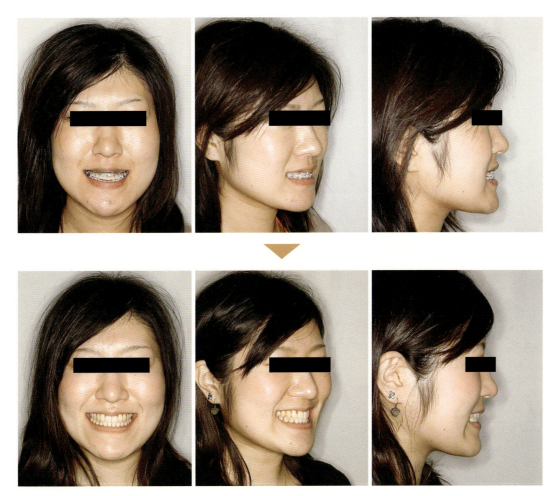

治療前後の比較（顔貌写真）

セファログラムの重ね合わせからみられる A-B 関係の変化はわずかだが、顔貌の印象は大きく改善している。

6. 下顎側方偏位
Mandibular lateral displacement

ディスクレパンシーによって生じる咬合平面の変化が、下顎をさまざまな方向に誘導します。下顎側方偏位も、片側性に起こった咬合平面の変化が下顎を低位の側に誘導した結果なのです。すなわち、治療の眼目は咬合平面のバーティカルコントロールにあり、その進捗につれて前歯の正中偏位が改善していきます。

下顎側方偏位の治療様式

歯の移動	咬合高径の高い側の臼歯部を圧下し、低い側は挺出させる。原則的に前歯部は移動しない
咬合平面の変更	咬合平面の左右差を解消する
顎位の変更	咬合平面の左右差解消にともない正中が一致してくるが、移動させる側の下顎頭が関節窩内に押し込められるため、顎関節症の症状発現に注意する
メインアーチ	原則的に、上下顎とも.018×.022インチ GUMMETAL ワイヤーを用いる。圧下させる側のみ Type 1 ベンディングを施し、反対側はフラットのままとする
顎間ゴム	原則的に、圧下させる側の前歯部にアップアンドダウンゴム（3/16インチ、4.5オンス）、反対側の臼歯部は顎間ゴムを四角形あるいは三角形に用いて挺出を図る

下顎側方偏位の成りたち

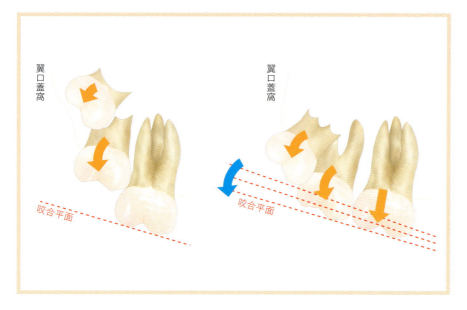

図35 下顎側方偏位における、上顎大臼歯部の垂直的ディスクレパンシーによる咬合平面の変化は、開咬の項(54ページ)で解説したものとまったく同じである。

下顎側方偏位

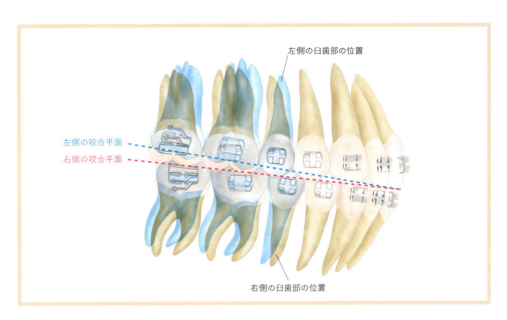

図36　下顎側方偏位も開咬と同様に、第二・第三大臼歯の発育する思春期を通じて増悪する例が多い。大臼歯部におけるディスクレパンシーの程度に左右差が大きい場合には、咬合平面の左右差として顕在化する。過萌出した側が高位になり、咬合干渉を生じる（図は左方偏位の場合）。

治療手順（左方偏位の場合）

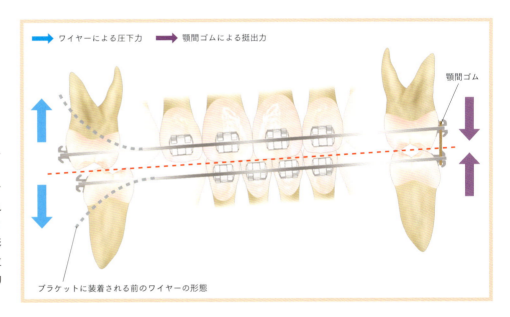

図37　ユーティリティーアーチに使った力系（32ページ）を、下顎側方偏位の下顎にも適用する。破線はアクティベートされた後、ブラケット装着前のワイヤーの形態、実線は装着後の形態を示す。下顎は相対的に低位になった側に誘導され、結果的に正中偏位が改善する。

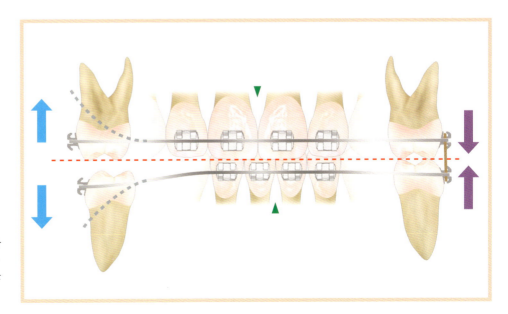

図38　図の場合、左右の咬合平面に対する異なったバーティカルコントロールによって、下顎は必ず右側に誘導される。

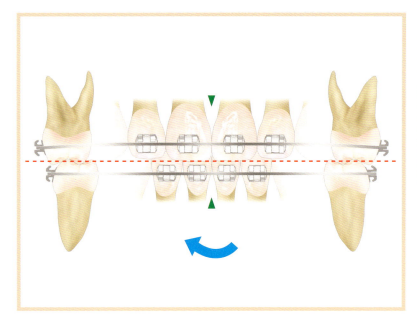

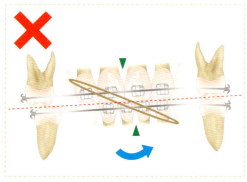

図39　正中偏位の本態は臼歯部咬合高径の左右差にあり、前歯部のずれはその結果に過ぎない。したがって、よく使われる前歯部クロスゴムの適用は本末転倒であるばかりか、ゴムの力の垂直成分が咬合平面の左右差を増悪することになるため、使ってはならない。

下顎側方偏位の治療で用いる片側型 Type 1 ベンディングを施したメインアーチ

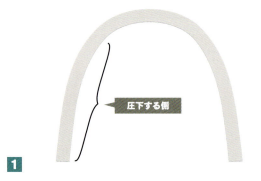

1

使用する GUMMETAL ワイヤーのサイズは .018×.022 インチである。

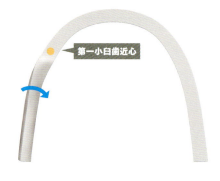

2

通常の Type 1 ベンディングと同様、アクティブトルクの屈曲から始める。

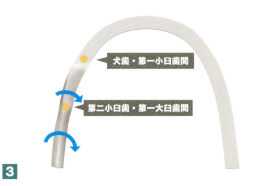

3

小臼歯部と大臼歯部にティップバックベンドに見合ったアクティブトルクを入れる（黄色の点がベンディングポイント）。

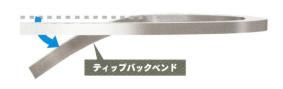

4

圧下する側にティップバックベンドを施し、挺出側はプレーンのままとする。積極的に挺出させる場合には三角形、四角形の顎間ゴムを使用する。

実際の適用例 | Mandibular lateral displacement

治療経過

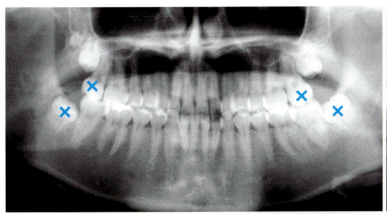
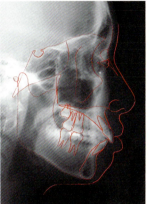
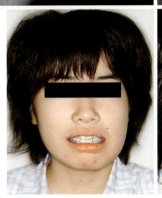
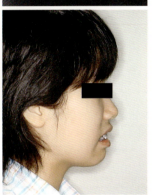

初診時パノラマエックス線写真、セファログラム・セファロトレース、顔貌写真

患者は16歳3ヵ月の女性。大臼歯の咬合関係は片側性のAngle II級で、下顎左方偏位と診断された。また、ディスクレパンシー解消のため、上顎両側第二大臼歯、下顎両側第三大臼歯を抜去することとした。

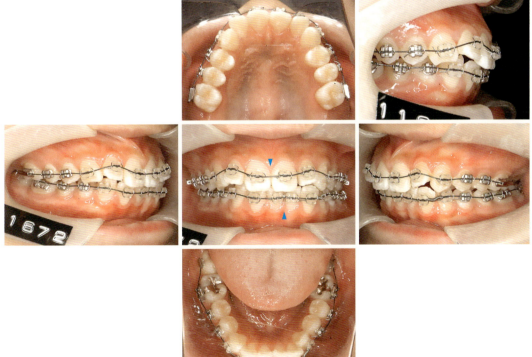

レベリング時口腔内写真

上下顎ともに、φ.016インチNiTiラウンドワイヤーでレベリングを開始する（青三角は正中の位置）。

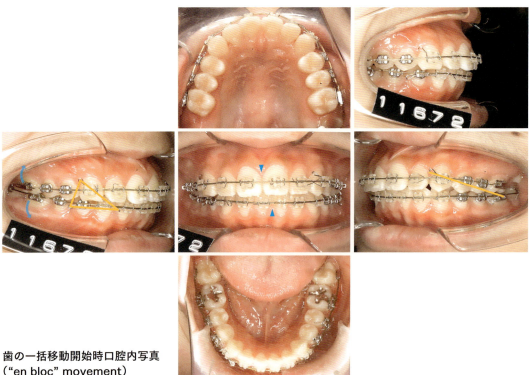

歯の一括移動開始時口腔内写真
("en bloc" movement)

上下顎ともに、.018×.022インチGUMMETALワイヤーを装着する。右側臼歯部に45°のティップバックベンド、30°のアクティブトルクを施し、左側臼歯部はフラットのままとする。また圧下側の前歯部にアップアンドダウンの顎間ゴム（3/16インチ、4.5オンス）を使用する。写真では、左側にⅡ級ゴムを付加してⅡ級関係の改善と同時に臼歯部の挺出を図っている。

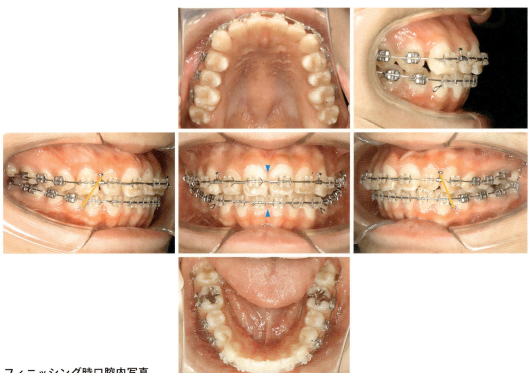

フィニッシング時口腔内写真

正中が一致したのち、ベンディングをリデュースして咬頭嵌合を図る。必要に応じて顎間ゴムを併用する。なお、上顎両側第三大臼歯が第二大臼歯の代替として萌出している。

下顎側方偏位

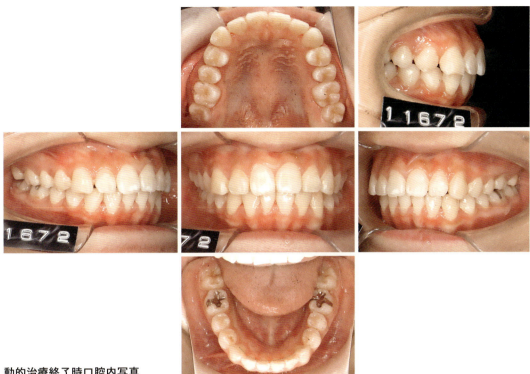

動的治療終了時口腔内写真

治療期間は1年1ヵ月であった。咬頭嵌合が得られたため装置を撤去した。正中は一致し、左側大臼歯の咬合関係もI級となっている。なお上顎両側第三大臼歯は第二大臼歯の代替として正常に萌出したため、治療中の移動は不要であった。

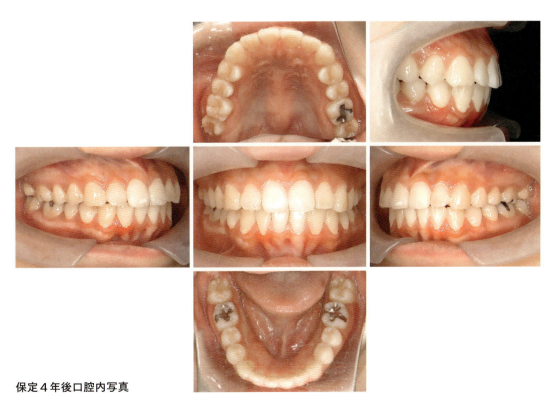

保定4年後口腔内写真

咬頭嵌合、正中ともに安定している。

治療の検証

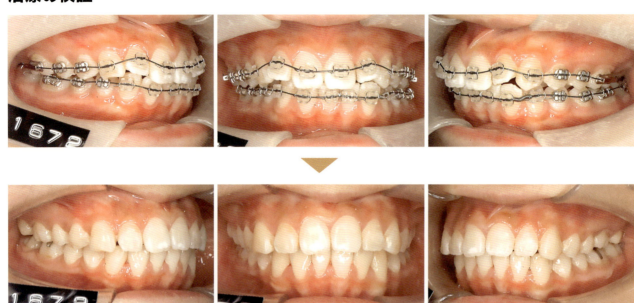

治療前後の比較（正面観・側面観）

術前の叢生は軽度であったため、顕著なアップライティングはなされていない。左右の咬合平面をバランスさせたことで、左側大臼歯部のⅠ級関係が獲得されている。（上段：初診時　下段：動的治療終了時）

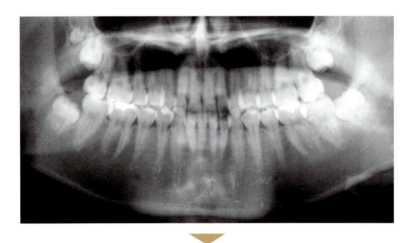

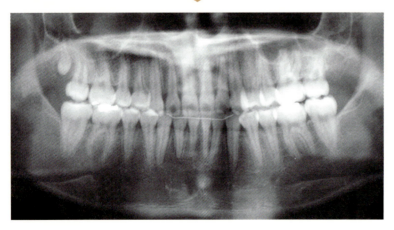

治療前後の比較（パノラマエックス線写真）

歯列全体のアップライティングとパラレライズが達成されている。上顎両側第三大臼歯が第二大臼歯の位置に正常に萌出し、咬合に参加している（ディスクレパンシーは完全に解消されているため、通常は自然萌出に任せればよい）。なお、上顎右側最後方の過剰歯は経過観察とした。

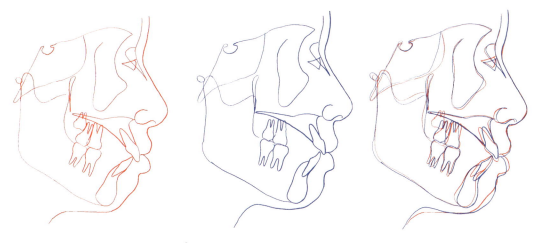

治療前後の比較（セファロトレース）

A-B関係に問題がないため、顎位の前後的変更は行っていない。
（左：術前セファロトレース、中：術後セファロトレース、右：術前後のセファロトレース重ね合わせ）

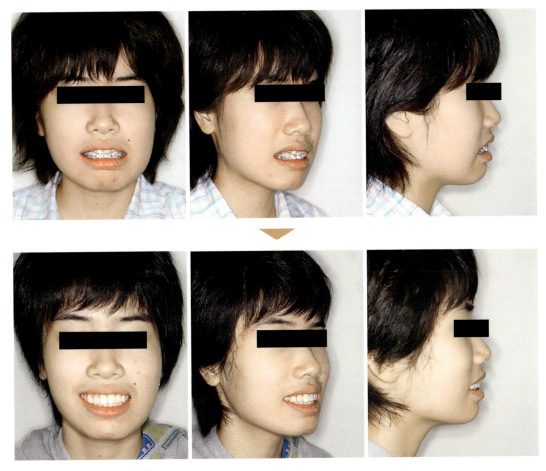

治療前後の比較（顔貌写真）

顎位は改善したが、下顎骨の形態そのものには変化が及ばないため非対称性の改善は限定的である。患者から正貌の対称性に主訴がある場合は、外科的解決に頼らざるを得ない。本法の実施には、患者との術前の了解が必要である。

7. 部分矯正
Minor tooth movement

インプラントを含む補綴前処置や歯周治療のための歯軸改善、あるいは顎関節症治療における咬合干渉の除去など、少数歯の三次元的移動は今後ますます重要性を増してくるでしょう。GUMMETAL ワイヤーのしなやかさと屈曲性を駆使すれば、装置のデザインを大幅に単純化することができます。以下に挙げる例を基として、さまざまなシチュエーションで応用してください。

部分矯正の例1：第一大臼歯、第二大臼歯の可及的な歯体移動

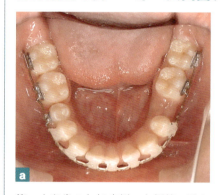

第二小臼歯の欠如症例。左側第二乳臼歯を抜去、クロージングループを装着し、大臼歯部の近心移動を開始する。

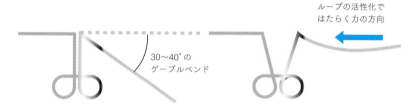

歯体移動に用いるダブルヘッドクロージングループのデザイン

.018×.022インチ GUMMETAL ワイヤーで製作する。おおむね歯体移動するが、若干の軸傾斜は避けられないため、移動後メインアーチで修正する。

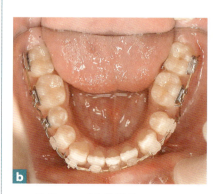

4ヵ月後。ほぼ歯体移動でスペースクロージングしている。

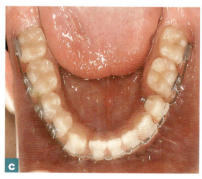

8ヵ月後。左側第一小臼歯と第一大臼歯がコンタクトしたが、大臼歯移動の反作用で犬歯と第一小臼歯が舌側に移動している。

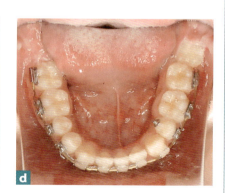

12ヵ月後。ループのないメインアーチワイヤーに交換し、歯列弓の形態を整える。第二大臼歯の近心移動にともなって第三大臼歯が萌出したため、今後咬合に参加させる。

部分矯正

部分矯正の例2：下顎第二大臼歯萌出障害への応用

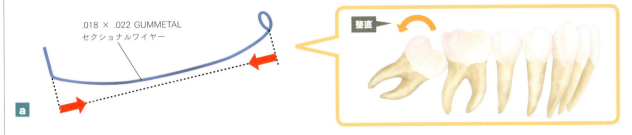

臼歯部ディスクレパンシーが顕著な症例では、第二大臼歯すら著しく近心傾斜し第一大臼歯遠心面に食い込むことがある。このような状況で第二大臼歯を引き起こすのはこれまでなかなか難しかった。GUMMETALワイヤーはその特性を生かし、図のようなアップライティングセクショナルワイヤーを製作・装着することで、半埋伏した第二大臼歯を整直させることができる。

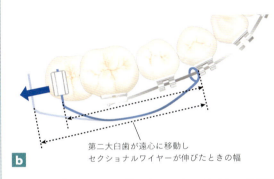
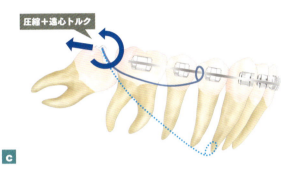

aのアップライティングセクショナルワイヤーを装着した咬合面観。セクショナルワイヤーは.018×.022インチGUMMETALワイヤーで作り、第二大臼歯に対して45°程度の遠心トルクと遠心ドライブを同時に作用させ、迅速にアップライティングする。

aのアップライティングセクショナルワイヤー装着時の側面観（水色の破線はアクティベートしたセクショナルワイヤーを小臼歯部に装着する前の形態）。半埋伏している第二大臼歯咬合面にバッカルチューブを横向きにボンディングし、アップライティングセクショナルワイヤーをやや圧縮してセットし、遠心方向へ押す力を加える。歯の移動に「押し」と「ひねり」を同時に使うことで、大臼歯といえど容易にアップライティングが可能となる。

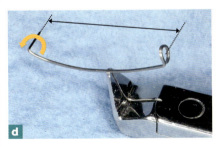

アップライティングセクショナルワイヤーの形態

.018×.022インチGUMMETALワイヤーで製作する。全体に軽く湾曲させておき、圧縮でたわむようにする。

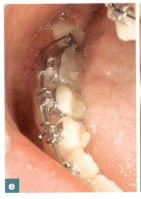
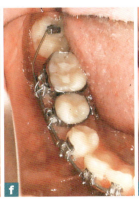
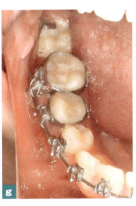
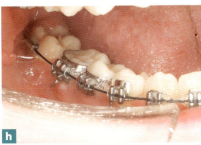

e：セクショナルワイヤー装着時
f：装着1ヵ月後
g：装着3ヵ月後

遠心トルクと遠心ドライブを組み合わせることで、大臼歯を急速にアップライティングすることができる。時機を見て、バッカルチューブを通常の位置に付け替えて正しく配列する（h）。

部分矯正の例3：オープニングセクショナルワイヤーによる完全舌側転位の解消

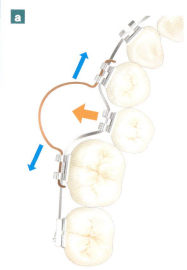

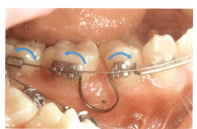

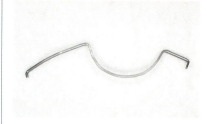

オープニングセクショナルワイヤー

.018×.022インチ GUMMETAL ワイヤーで製作し、φ.016インチ NiTi メインアーチに付加することでスペースオープニングとアライメントを同時に行い、迅速にレベリングする。

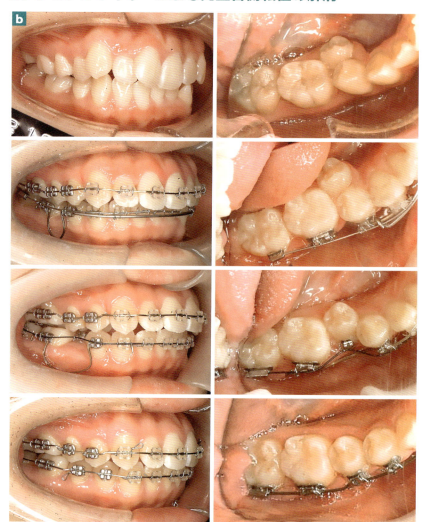

オープニングセクショナルワイヤーを用いて、下顎右側第二小臼歯の完全舌側転位を解消した症例。第二小臼歯の完全舌側転位を6ヵ月でアライメントした。

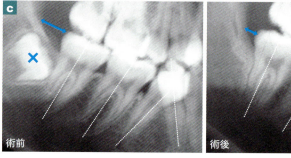
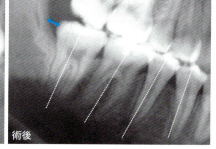

術前術後のパノラマエックス線写真。第三大臼歯を抜去してできたスペースを使って大臼歯部をアップライティング（遠心移動）し、側方歯群全体をパラレライズできていることがわかる。

おわりに

　私は子ども時代からひたすら本が好きで、常時3〜4冊の本を同時並行で読み漁ってきました。もちろん高尚な文学趣味からではなく、ただ興味の赴くまま活字を追ってさまざまな雑学を蓄積するのが楽しいだけなのですが、この性分だけは還暦を超えた今もまったく衰えを知らず、日々の本屋巡りと図書館好きは体の亡びるまで続くでしょう。

　正直に告白すれば、生業とする歯科矯正学も私にとって数ある雑学のひとつであり、大学卒業以来、奇妙に楽しい趣味のようなものです。そのために、よく言われる「基本に忠実」という美徳からはほど遠い、本書のような常識外れの論を立てるに至ったものと思います。なにしろ私のGUMMETALワイヤー研究の動機は、「どうすれば患者も術者もラクをしてトクが取れるか」の追及でしたから、おそらくまじめに歯科矯正学に打ち込んでこられた読者ほど、本書には違和感を覚えるのではないかと想像します。

　しかし「ものは試し」というではありませんか。どうかこのコンセプトを念頭にGUMMETALワイヤーのベンディングをマスターして、アンカレッジなしの大臼歯遠心移動や、意図したとおりの顎位の変更を体験していただきたいと思います。歯の一括移動は、患者、術者ともにストレスを大幅に低減し、歯列矯正をもっともっと身近なものにしていくと信じています。

　2012年に出版した前著『GUMMETALワイヤーによる歯の一括移動―その概念と臨床―』（東京臨床出版）、およびその英語版『A concept of "en bloc" movement of teeth using GUMMETAL wire』（Quintessence Publishing Co., Inc.、米国、2014年）に懇切な推薦文をいただいた恩師の鈴木祥井先生、またかつて倅（せがれ）の出版を大いに喜んでくれた父親も、次著の上梓を待たずに他界し、私も世代の推移を考える年齢になりました。「はじめに」でも述べたように、GUMMETALワイヤーは、伝統的な材料がほとんどを占める矯正歯科界で、まだ生まれて間もない若い材料です。そのすぐれた特性は、開発者の意図などすぐに乗り越えてさらに新しいコンセプト、次世代の手法を矯正歯科界にもたらすことでしょう。これが、本書の若い読者がどんどん増えてもらいたい所以なのです。これからの若い世代による矯正歯科界のますますの発展と研究を、いち矯正歯科界人として心から祈念しています。

　おしまいに、この本の出版の機会を与えていただいたクインテッセンス出版の佐々木一高社長、また終始ていねいなご助力をいただいた編集者の浅尾 麗氏に感謝の意を表します。

2015年10月

長谷川 信

索引

あ

- アーチレングスコントロール ……………………… 26
- アクティブトルク ………………… 8、14、49、55、58
- アタッチメント ……………………………………… 15
- アップアンドダウンゴム ………………………… 49、58
- アップライティング(整直) ……………………… 8、51
- アップライティングセクショナルワイヤー ………… 99
- アベイラブルスペース ……………………………… 46
- アライメント ………………………………………… 46
- アンギュレーション ………………………………… 23

い

- イニシャルワイヤー ………………………………… 45

え

- エッジワイズベンディング ………………………… 38
- 遠心回転 ……………………………………………… 14

お

- オーバーレイアーチ …………………………… 39、49
- オープニングセクショナルワイヤー ……………… 100
- オープニングループ ………………………………… 86
- オープンコイルスプリング ………………………… 45

か

- 開咬 …………………………………………………… 53
- 過蓋咬合 ………………………………………… 56、76
- 下顎側方偏位 …………………………………… 32、90
- 顎位の改善 …………………………………………… 11
- 過萌出 ………………………………………………… 54

き

- 急速拡大装置 ………………………………………… 14

く

- クロージングローテーション ………………… 56、61

こ

- 咬合平面の変更 ……………………………………… 11

剛

- 剛性 …………………………………………………… 8
- 咬頭嵌合 ………………………………… 50、56、64
- 咬耗 …………………………………………………… 23

さ

- 三角ゴム ……………………………………………… 50

し

- 歯根吸収 ……………………………………………… 11
- 上顎第二大臼歯抜去 ………………………………… 15
- 上下顎前突 …………………………………………… 44

す

- スケルタルパターン ………………………………… 18
- スケルタル分析用チャート ………………………… 18
- スタビライジングアーチ …………………………… 83
- スプリングバック …………………………………… 9

せ

- 整直➡アップライティング
- 舌側拡大装置 ………………………………………… 15
- 切端咬合 ……………………………………………… 56
- セファロ分析 ………………………………………… 18

そ

- 叢生 …………………………………………………… 44
- 側方拡大 ……………………………………………… 14
- 塑性変形能 …………………………………………… 8

た

- 第一小臼歯抜去 ……………………………………… 15
- 弾性変形能 …………………………………………… 8

ち

- 長期安定 ……………………………………………… 13

て

- ディスクレパンシー …………………………… 13、53、90
- ティップバックベンド ………………… 8、14、49、55、58

と

デュアルバイト（二態咬合） 13
デンチャーパターン 18
デンチャーパターンチャート 19

と

トーイン 14
トルキングプライヤー 41
トルクコントロール 10

に

ニッケルチタン（NiTi） 8

は

バーティカルコントロール .... 11、26
歯の一括移動（"en bloc" movement） .... 11、12
パラレライズ（平行性の獲得） .... 13、47、60
反対咬合 .... 28、83

ひ

ヒステリシス 9
非線形弾性挙動 9

ふ

フィニッシング .... 12、50、59、67、73、87、94
部分矯正 98
ブラケットアンギュレーション 21
ブラケットポジショニング .... 20、22
フラットワイズベンディング 38
フレアーアウト 45

へ

平均頭蓋顔面図形（craniofacial drawing standards：
CDS） 18
辺縁隆線 22

ほ

ボート漕ぎ効果 12

ほ

ポジショニングゲージ（ポジショナー） .... 20、22、41
ポジティブディスクレパンシー（余剰スペース） 16
ボンディング専用ピンセット 23

め

メインアーチワイヤーの屈曲法 35

や

ヤング率 8

ゆ

ユーティリティアーチ 24
　　─の使い方 30

り

リデュース（曲げ戻し） .... 12、59、64
リトラクト、リトラクション .... 47、63

れ

レベリング .... 11、12

A

Angle Ⅰ級 44
Angle Ⅱ級1類 .... 30、62
Angle Ⅱ級2類 .... 26、76
Angle Ⅲ級 .... 28、83
"en bloc" movement ➡ 歯の一括移動
FROSCH アプライアンス .... 25、70、71
GUMMETAL の金属学的特徴 8
GUMMETAL ワイヤー 8
Hasegawa bracket positioning gauge .... 23、41
Mulligan のオーバーレイアーチ 14
Type 1 ワイヤー .... 14、35、62、92
Type 2 ワイヤー .... 37、62

1

Ⅱ級ゴム 62

著者略歴

長谷川 信（はせがわ・しん）

1954年	名古屋市生まれ
1979年	神奈川歯科大学卒業
1983年	ブリティッシュコロンビア大学口腔生物学研究員
1984年	歯学博士（神奈川歯科大学）
1984〜2014年	神奈川歯科大学成長発達歯科学講座
2014年〜	花歯科矯正開業、神奈川歯科大学横浜クリニック非常勤講師

http://hannah.dental-net.jp/

＜主な著書・訳書＞
GUMMETAL ワイヤーによる歯の一括移動 ―その概念と臨床―（東京臨床出版．2012）
A concept of "en bloc" movement of teeth using GUMMETAL wire（Quintessence Publishing［米国］．2014）

必ず上達 GUMMETAL 矯正歯科治療

2015年12月10日　第1版第1刷発行

著　　者　　長谷川　信

発 行 人　　佐々木　一高

発 行 所　　クインテッセンス出版株式会社
　　　　　　東京都文京区本郷3丁目2番6号　〒113-0033
　　　　　　クイントハウスビル　電話（03）5842-2270（代表）
　　　　　　　　　　　　　　　　　（03）5842-2272（営業部）
　　　　　　　　　　　　　　　　　（03）5842-2276（編集部）
　　　　　　web page address　http://www.quint-j.co.jp/

印刷・製本　　サン美術印刷株式会社

©2015　クインテッセンス出版株式会社　　　禁無断転載・複写
Printed in Japan　　　　　　　　　　　　落丁本・乱丁本はお取り替えします
　　　　　　　　　　　　　　　　　　　　ISBN978-4-7812-0467-3　C3047

定価はカバーに表示してあります